现代医学美容丛书

现代医学美容
宜与忌

主审　王积恩
主编　申五一　金　鸿

中医古籍出版社

责任编辑　郝恩恩
封面设计　艾菁设计坊

图书在版编目（CIP）数据

现代医学美容宜与忌/申五一，金鸿编著．-北京：中医古籍出版社，2005.3

ISBN 7-80174-300-8

Ⅰ．现…　Ⅱ．①申…②金…　Ⅲ．美容术-问答　Ⅳ．R622-44

中国版本图书馆 CIP 数据核字（2005）第 003230 号

中医古籍出版社出版发行
（北京东直门内南小街 16 号　100700）
全国各地新华书店经销
三河市国英印务有限公司印刷
850×1168 毫米　32 开　9.125 印张　200 千字
2005 年 3 月第一版　2005 年 3 月第一次印刷
印数：0001～10000 册
ISBN 7-80174-300-8/R·299
定价：16.00 元

《现代医学美容宜与忌》编委会名单

主　审　王积恩

主　编　申五一　金　鸿

副主编　鞠祥宗　张继忠　周　凯　杜太超
　　　　王文科

编　委　(按姓氏笔画为序)
　　　　王文科　王兰娣　申五一　庄亚强
　　　　孙志明　曲园园　杜太超　杨素梅
　　　　周　凯　金　鸿　张正文　姚红民
　　　　贺金丽　张继忠　贾彦如　鞠祥宗

《现代医学美容丛书》总编委会名单

序　一

爱美之心，人皆有之。追求美，并通过美容手术改善或修复自身容貌缺陷，增进自身形态美感，达到心理平衡，已逐渐成为习以为常的事，很少再引起非议,这是当今人们审美观念的进步。

美容外科手术已经是人们的日常需求，目前全国除了一些有名的专科医院开展美容手术外，各地大型综合医院也均陆续开设了美容整形专科，从事美容外科手术专科医师的素质也在不断提高。今后随着专科医师制度的逐步实行，这支队伍将更加茁壮健康发展。

随着医学模式由生物医学，向生物－心理－社会医学模式转变，医学的人文性更加浓烈。在医学实践中提倡以人为本，医生要自觉养成人文关怀的习惯，在医疗过程中应遵循知情同意原则等……，对医务工作者提出了新的挑战。

申五一等医师在总结了自己临床、教学工作经验的基础上，针对步入此领域的年轻医学生、医师，以及广大求美者的需要，采用问答形式，将一些常见问题整理成册。文字通俗易懂，内容丰富，简明实用，是学习美容外科知识和抉择医学美容的良好参考书。

美容外科学是一门新兴学科，她的健康发展有着光明的前景，希望广大同仁不断解放思想，开拓创新，为我国的美容外科学发展多做贡献。

北京黄寺美容外科医院

王积恩

2005 年 1 月

序　二

人对美的向往和追求是人类的天性，“爱美之心，人皆有之”，无论古今中外，男女老幼，概莫例外。随着生产力的发展，人民大众物质生活水平的提高，社会进步和精神文明的进步，促进了人们对化妆美容、皮肤保健护理美容、医疗美容的渴求，尤其是对医疗美容范畴内的美容外科手术的追求及期望更加迫切，希望通过美容外科手术能弥补自己容貌和躯体的缺欠，使其容貌、体形达到更加完美的程度。

随着现代医学的飞速进展，与美学理论相结合的整形外科中又孕育诞生了一个新的分支学科——美容整形外科学，即“美容外科学”。化妆美容之外又出现了手术美容，手术美容突破了化妆美容的局限性，也就是说美容外科可以改变原有令人感到不满意的体态及容貌，重塑美好形象，使人们增加了生命活力美。

美容外科的发展在国外已有三四十年的历史，而我国仅有十余年历史。由于国民经济的快速发展，美容外科发展迅速，生机勃勃，已初具规模。但由于美容业发展太快，医疗美容机构及从业者良莠不齐，有一些没有受过整形外科培训和临床实践的医务人员，甚至还有一些未受过正规医学教育的非医务人员，也在社会上开展美容外科医疗服务。这些人没有外科基础知识，不学无术，见利忘义，自不量力，不顾后果，任意操刀施行美容手术，他们给受术者带来无限的痛苦，以至饮恨终身。为此，我们呼吁卫生行政部门要加强管理，对医学美容从业者应该进行定期资格审查，建立考核发证制度。

美容外科工作者必须掌握整形外科基础知识及熟练精湛的操作技巧，另外还需要了解心理学、社会学、美学等知识，很好地与求美者沟通，术前取得共识，消除求美者不切实际的愿望及幻想，减少不必要的纠纷。作者编写《现代医学美容宜与忌》一书的目的，一是为求美者及受术者提供医学美容专业的科普知识，使其对美容外科手术有所了解，避免盲目地去做美容手术，减少心理负担，争取好的效果；二是为美容外科医护工作者及医学美容专业的医学生提供美容专业的参考资料。

该书内容丰富，通俗易懂，文笔流畅，是求美者真实可靠的求医指南。

郑州大学第一附属医院
陈言汤
2005年1月

前　言

近年来，人们在经济、文化、生活水平不断提高的同时，对美的追求也与日俱增，许多医院都开设了整形美容科，美容外科手术也逐渐成为一种常见的、特殊的外科手术。与此同时，因美容手术而引起的医疗纠纷也越来越多，成为困扰医院和各级美容外科医师的一大难题。根据近年医学法学专家的分析，这些纠纷80%以上不是技术性的，而是由于医患沟通不够造成的。作者在美容外科的临床工作实践中也注意到，一方面，求美者对与其有关的美容外科知识了解甚少，尽管花费了很多时间咨询，仍感到不满意；另一方面，美容医师对每一位前来咨询的顾客都要反复回答同样的问题、交待同样的术前术后注意事项，但因时间关系或求美者的理解程度不一致，常常导致手术或术后恢复过程不顺利，甚至引发纠纷。《现代医学美容宜与忌》就是根据美容外科咨询过程中，求美者常提的问题，以问答的形式编写成书，以使求美者能够对要做的美容手术有一个系统全面的了解。本书的读者对象是美容手术的受术者、美容外科的初学者以及医学美容专业的医学生。本书的写作力求内容丰富、深入浅出、文笔优美流畅，使之成为美容外科医师的好帮手和为求美者指点迷津的良师益友。

医学美容是一门年轻的科学，她涉及到艺术、社会学、美学、心理学、材料学、组织工程学、医学等多种领域，新技术、新理论不断涌现。由于编写的时间紧，特别是主编者的学识水平有限，书中难免会有不妥之处。非常渴望广大同道、读者批评赐教，以使本书日臻完善，使我们不断进步。

本书在编写出版的过程中得到了我国著名美容外科专家、北京黄寺美容外科医院王积恩、王征两位老师的耐心指导和无私帮助，他们提出了许多珍贵的修改意见，欣然作序并担任主审；郑州大学陈言汤教授为之作序并向读者推荐此书；常啸锐总经理领导的河南省濮阳卓越彩印有限公司的全体同仁，在本书的排版、审校过程中做了大量工作，使本书能够顺利出版，在此表示诚挚的感谢！

作者

2005年3月

目　录

上篇

美容手术术前术后的宜忌

第一章　美容外科和美容手术

1. 什么是美容外科?

美容外科也叫美容整形外科，是通过外科手术的方法来塑造和增进人体美，解除求美者由于身体缺陷和形体不美所产生的心理问题及达到一些特殊职业、特殊要求的需要。我们可以说，凡是能塑造形体美、消除消极社会舆论、恢复病人正常心理状态的手术均可视为美容手术。

美容外科作为一个学科，兴起于20世纪50年代的西方经济发达国家。英文名称为 cosmetic surgery。但从70年代开始，许多书籍、杂志普遍采用 aesthetic plastic surgery。这是因为 cosmetic 原意是“面部化妆”，而且当时的美容外科仅限于鼻整形术、眼袋整形术、面部除皱术等面部美容术；而 aesthetic 是“美学（aesthetics）”的形容词，plastic 是“可塑性（plasticity）”的形容词形式。

美容外科的出现是人类文明发展的重要标志，她体现了人类对美的追求这一最高境界。但美容外科还没有发展到象某些科幻电影中描写的那样，可以使人脱胎换骨、随心所欲的地步，美容雕刻也不同于艺术创作，因此美容手术的效果也就有一定的局限性，求美者必须牢记这一事实。

2. 美容与整形有什么区别？

整形是为了修复畸形，恢复功能，它通过器官的修复再造来维护和塑造人体美。整形所治疗的常常是一些局部有组织缺损、缺陷或畸形的病人，对这些病人，局部组织器官的修复，功能的完善是主要的，是手术首先要解决的问题。只有在功能完善的前提下，才能有病人生活、社会心理乃至美学问题的解决。

美容则是直接采取医学手段来塑造和维护人体的形态美以增强其生命美感。美容的对象，常是生理功能健全但从美学角度讲并不完善的人。美容医生在手术过程中，除考虑局部功能外，更主要的是手术后的美容效果和病人病态心理的消除。

从诞生历程上讲，整形外科早于美容外科。美容外科不过是漂亮母亲生下的俊姑娘，她源于整形，继承了整形外科的精细和审美的基因，这种优良的基因使她楚楚动人，使她超越了整形范畴而自成一体，从而形成当今整形美容并驾齐驱的局面。

3. 为什么人们对美容手术有偏见？

马克思说过："人们对美的追求是社会进步的象征"。可社会上却存在着两种较为普遍的偏见：一是美容外科手术不是真正的手术；二是手术创造的美不是真正的美。

持第一种偏见的人，往往把手术定位于治病救人，视美容手术为画蛇添足。单从躯体疾病来说，美容手术确实不是治病手术，因为美容病人大多身体健康，但从社会心理角度来说，美容手术同样是在治病救人。一位双目失明的人，他会面临孤寂一生的噩运；一位双侧股骨头坏死的人，也会受困苦人生的羁绊，他们需要治疗，这是天经地义的。但当一位女性因过早出现面部皱纹而失去家庭温暖时，难道她不需要挽回并未逝去的青春，找回应该属于她的温暖吗？当然需要。角膜移植术、股骨头置换术、面部除皱术等均是为了提高病人的生活质量而不仅仅是为了救命，对病人来说，这三种手术没有本质的差别。

健康的躯体能通过劳动为社会创造财富；美丽的躯体对社会的贡献却是精神的，其价值更大，妙龄倩女的一笑和八旬老妪的一笑绝不会都值千金。股骨头置换术有做的必要，除皱术同样也有做的必要。

持第二种偏见的人应该知道：美容手术塑造出来的并不是一副假面具，相反，美容手术赋予了躯体一个新的活力——增加了眼的神韵，唇的丰满，鼻的挺拔，等等。在许多情况下，美容手术是画龙点睛之笔，在创作一副“龙腾图”时，画龙与点睛同样重要，美容手术对于美的创造也是如此。此外，实事求是地说，重睑术不过就是在上睑上割了两刀，和开胸剖腹相比，算不上是大的手笔，然而，善男信女们却对它趋之若鹜，不惜重金去受两刀之苦，原因很简单，这看上去微不足道的两刀，使他们的双眸活了。

美容手术术后往往不会遗留明显的雕凿痕迹。许多病人在术后会因其美丽而得到众人的称赞，这时人们称道的只是她所拥有的美丽，并不会太多地在意这种美的来由。因此，美就是美，并不存在其诞生方式的差别，就像我们不能因为一个学生不是神童而否定他刻苦努力取得的成绩一样。

4. 现代人应该如何看待美容手术?

随着社会的进步和经济的发展，人们在快节奏的社会竞争中，不仅要有一个健康的体魄，而且还时常要求有一个好看的外表。因此，要求施行美容手术的人越来越多。再加上美容手术多较精细、追求微创伤，所以有的求美者把美容手术当成周末度假，挤时间仓促手术，视美容手术为调剂生活的小菜；有的人对手术产生依赖，多次手术，反复手术，把美容手术当成消除生活挫折的妙药。

诚然，美丽是健康的升华，我们渴望美丽，更应该珍视生命和健康。由于手术是对健康和生命的挑战，对于美容手术，无论手术大小，求美者都要有严肃的态度，仔细权衡得失，绝不能有半点的随意和轻视。轻视美容手术和轻视生命没有什么两样，随意做美容手术更是把生命当成可以随便丢弃的手绢，因为对身体来说，手术没有大小，创伤没有轻重，再小的手术都可能拖垮一个强壮的身躯，而失去生命和健康的美丽，又有什么价值呢？因此，只有重视美容手术，正确地认识它，一步步地准备它，你才可能走近真正的美丽。

5. 美容手术真的能不留一点痕迹吗?

的确，一些美容手术如重睑、隆鼻等只有几十分钟的手术过程，不会给病人造成太大的创伤，但有些美容手术如面部除皱术，很可能会留有手术刀疤或切口附近的脱发等，需要进行一些手术后的化妆掩饰。一些较大的美容手术如缩乳术、吸脂术等如果没有很好的准备和认真的手术，还会出现一些较严重的并发症，因此，美容手术不留一点痕迹的说法是不正确的。

6. 美容手术怎样做到不留“痕迹”?

美容手术怎样才能做到不留痕迹是众多求美者所关心的问题之一，这也是美容外科医师比普通外科医师追求更多的问题。

第一，美容外科有一套系统的理论体系，通过不断地进行组织创伤愈合、手术方法设计等方面的理论和临床研究，引用新技术、新方法。第二，通过一系列的微创技术操作来完成手术，如隐蔽的切口，精细的手术器械、精确的止血、缝合技术等。第三，不断地提高美容外科医师的专业素质，使美容外科医师都经过严格的专业技能训练，进行专科医师培训制度，掌握高水平的手术操作技巧。

7. 哪些人需要美容手术?

常言道：“人无完人”，这既可以指性格，也可以指一个人的躯体。几乎所有人都有外貌上的缺陷，但并不是所有人都需要做美容手术。微小缺陷不伤大雅，无须手术，严重畸形也无法手术矫正，因此，真正需要行美容手术的只是一部分人。美容手术的真正决定因素往往是整个社会的审美时尚、周围人的评价和个人的心理状态等。

不同的时代，处于不同社会经济地位的人，有着不同的审美标准，对美的追求也不相同。盛唐时代女性以肥胖为美，这种审美观点如今在一些较为落后的农村地区依然存在，被认为是有福的表现，肥胖被誉为“发福”。与此相反，有些年轻女性却以瘦若排骨为美，体重增一两就愁容满面，减一钱即破涕为笑。正因为存在审美观点的差别，同一个美容手术对不同的人群就会有不同的适用标准，有些人趋之若鹜地去做手术，在另一些人看来则荒唐可笑。

决定一个人是否需要美容手术的另一重要因素是周围人对她相貌的评价以及由此引起的社会效应。周围人的评价来自社会的方方面面，有邻里的，有单位同事的，有学校同学的，甚至一个陌生人的无意之语都可能起到巨大的作用。这些评价有善有恶，有的可能还有一定的迷信或宗教色彩，很少有人能抵得住这种巨大的舆论压力。当他们不能抗拒这种舆论所带来的心灵煎熬时，就会找美容医生寻求帮助。

找美容医生寻求帮助的直接原因是形体缺陷所造成的心理障碍。人都希望被社会接纳，得到社会的承认，但是，形体的缺陷却使一部分人被社会拒之门外，这时他们一般有两种反应，一是逃避，二是适应。对大多数人来说，逃避很难做到，惟一的出路就是通过美容手术矫正缺陷，去适应社会的审美需求。但由于心理的失衡，部分人对手术常抱有不切实际的幻想。这部分人的心情是可以理解的，但由于他们不能面对现实，很少有美容医生敢于接纳他们。因此，真正能够手术的是那些手术目的明确，美容要求合理的人。

8. 哪些人会对手术效果感到满意?

如果求美者能够清楚地知道自己的容貌缺陷所在，对手术后的矫正效果有比较现实的认识，那么她将最终从手术中获益。

这些人一般具有较好的自我调节能力。他们自爱、自重，一旦容貌缺陷问题解决，他们将有更加辉煌的人生。手术后，他们很快会轻松地投身生活并感到更加幸福。

另一些适宜做美容手术者是那些有容貌缺陷，并且这一缺陷已逐渐危及到人格正常形成过程的人。先天畸形病人即属于这一类。这是因为青少年时期是人的情感脆弱期，对于先天畸形的人，容貌缺陷带来的心理创伤会影响到其人格发展的其它时期。对这类病人行美容手术能重塑自尊和自信，使他们以更好的姿态进入工作生活。因为美容手术矫正了他们的容貌缺陷，也改变了以后生活中的自我形象。

9．哪些人最可能对手术效果感到不满意？

最可能对手术效果感到不满意的是那些希望美容手术能直接给生活带来巨大改变的求美者。有些求美者希望美容手术能在一夜间挽回破裂的婚姻，拉回分手的情人。对美容手术抱有这种幻想的病人几乎都会失望。这是因为，美容手术虽然会对病人的自信心产生巨大影响，但其作用也仅止于此。对一位被女友抛弃，同时工作中同事关系紧张的青年来说，这一切可能由某一部位的容貌缺陷引起，也可能容貌缺陷只是一个极为次要的原因，但是，他会把这一切归咎于自己容貌的缺陷而进行美容手术。手术可能是成功的，但是，手术后病人不顺利的工作和生活状况未必改变，这时他会对美容手术感到失望。

第二类会对手术效果感到不满意的求美者是因为心理障碍而求助于美容手术，他们可能只有轻微的容貌缺陷，但他们将精力全部集中到或许并不为他人注意的瑕疵上并为此寝食不安，认为生活的一切不顺都是由此引起。这种病人永远也不会对美容效果感到满意。

还有一类不会对手术效果感到满意，是由于她们对美容手术抱有不切实际的幻想而多次进行美容手术，把美容手术作为自己不良生活习惯的“拮抗剂”，似乎对美容手术有成瘾性。这种人多为女性，常为小的容貌问题而多次手术，对手术充满幻想，希望有明星一样的美貌，希望青春永驻。这些人对美容手术不持严肃的态度，认为美容手术不是真正意义上的手术，不会有太大的危险性。对于这类求美者，经验丰富的美容医生会拒绝手术而建议她们行心理咨询。当然，并不是所有有心灵创伤和感情挫折的求美者都会被拒绝手术，如果这一切确实是由躯体畸形引起的话，手术是必要的，美容医生不会拒绝这类求美者。

10. 美容手术设计应遵循哪些原则?

美容手术的规划与设计相当重要，它关系到手术效果的好坏及成功与否。它与普通外科有固定的术式设计不同。因为美容手术求美者各人的缺陷不同，要求不同，又由于医生的审美能力、术式选择习惯郴同，所以几乎没有一个固定的模式，一定要根据具体情况进行手术设计。但是共同的手术设计原则、手术时间的选择、手术方法设计、切口设计是有讲究的。归纳起来有以下四项总的原则：

①设计符合医学美学原则：在进行手术设计时，要遵循面部五官比例的三停五眼学说、黄金分割定理以及对称和谐整体美的原则，美还应与年龄、民族、时代气息相结合。

②整体协调、匀称原则：当某个人来要求做某一个局

部美容手术时，一定要对其外貌进行整体观察，以便决定施行这种手术对这个人的整体美有无好处，做到什么程度才能给他的面部整体美增色，而不是弄巧成拙。如一位单眼皮的人，鼻梁较低，若仅做一对双眼皮，仍觉不够完美，若重睑、隆鼻一次完成，则外形就有较大改观。又如有的人既鼻梁部偏低，又下颌相对后缩，对这种情况若只填高鼻梁，则下颌会更显后缩；若将鼻梁填高，又将下颌后缩矫正，则整个面部的美的曲线即可形成。正由于从整体设计出发，所以在对待有几个缺陷的患者时，可同时做几种美容手术，这几种美容手术有时可以一次完成，有时须分次完成，主要取决于手术效果。

③留有余地原则：身体皮肤组织及器官，都有其固有位置和形态，从其它位置移植过来的组织，或其它器官来代替现有器官都不如原有存在的好。因此，在进行组织去留时，一定要留有余地，不能轻易去掉，一经弃掉，再要找回已是不大可能。因此，除皱、上下睑整形、乳房缩小等手术，在去除组织时如无把握，则宁肯少去，留着下次再去，不宜多去。

④安全、简便原则：美容手术并不是做得越大越复杂越好、越能显出医生的水平。美容手术首先是要考虑到其生命安全。因此，对于老人的全面除皱术最好采取分次做，先做上半面部除皱，再做下半面部除皱。同样，年青人若既要求缩乳，又要求腹部去脂，因为这两种手术创伤都较大，因此，应待一种手术完成后，再做另一种手术。必要时，从安全及减少并发症出发，还需隔几个月后再做第二次手术。另外，美容手术术式不一定都选择复杂的术式进行，而是以效果和安全为主。

11. 美容手术的时间应如何规划?

（1）即时手术

是指属于手术适应证、且求美者手术动机明确，精神心理正常，身体检查状况良好，医院或门诊条件具备，医生有把握胜任该种手术，那么可在当天或第2～3天为其施行手术。

（2）择期手术

虽然求美者要求的手术可以做，但有以下情况时要予以择期手术：

①求美者手术动机不够明确，需要进一步弄清。

②求美者心理准备不足，对并发症发生不理解。

③受术者全身情况差：当全身抵抗力低下如大病后刚愈、生育后未过6个月、或有其它重要脏器疾患，暂不宜手术。

④手术区附近有炎症：手术区有毛囊炎、疖肿或其它慢性感染时，应推迟到炎症痊愈后方能手术。

⑤盛夏季节：天气过分炎热，对于一些需包扎过多的手术，应予以暂停，如全面除皱、全面磨削、大面积植皮、乳房缩小等手术，否则易导致感染。

⑥医生无把握或准备不充分：当医生对做好这种手术无把握，或技术方面准备不充分时应暂不手术。待参阅书籍、互相讨论、请教老师、心中有数后才可能把手术做好。如仍然在技术上有欠缺，则至少要有专家在场指导。

⑦物质准备缺乏：美容手术的器械、材料、药品均应十分齐全，如不齐全应有替用品时，才能做好手术。

⑧受术者家属不同意手术时应暂不手术：美容手术常

常影响到的不是一个人的健康问题，它牵涉到婚姻、家庭、事业、前途等多方面的问题。如果本人同意，家属坚决反对，应做好家属工作后方能为其手术。对于18周岁以下的求美者，更应尊重家长的意见。

12. 常用的美容用品材料是什么构成的？对人体有害吗？

目前临床上用于美容外科的材料常用的有以下6种，在批准用于临床前，都经严格的测试和较长期的观察，对人体无明显毒副作用及不良影响。

（1）硅橡胶

硅橡胶是现在美容外科临床上应用最广泛的人工合成材料，是高分子聚合物聚硅酮的一种橡胶样固体形态。如果把整个聚硅酮分子想象成佛门的一串念珠，一个碳氢氧以硅为中心形成的单体就是被串在一起的单个佛珠。当然，组成聚硅酮的单体不像佛珠那样屈指可数，而像蚕丝那样绵延不断，单体越多，聚硅酮硬度越大，黏度越大。

根据使用目的的不同，临床所用硅胶制品呈现出多种不同的物理性状和感官特征，如隆鼻所用硅胶有较好的硬度和韧性，乳房硅胶假体则有良好的弹性和手感，有的还呈现一定的色泽、黏性等。硅胶制品的这些不同特性是通过改变聚硅酮单体结构和加工工艺实现的。由于这些改变决定了硅胶材料的特定用途，从某种意义上说，这些改变相当重要，是产品质量的决定因素。

（2）聚四氟乙烯

聚四氟乙烯是四氟乙烯的多聚体，商品名字为特氟隆，通常称膨体。这种许许多多的四氟乙烯单体牵手形成的材料和硅胶一样，有良好的惰性、耐高温高压和组织相容性，临床常用作充填材料，进行隆鼻和填充局部凹陷。微孔聚四氟乙烯由于适于血管、纤维组织和骨组织，通过微孔长入，还常用于颅面美容外科修复骨组织缺损。

（3）聚乙烯

聚乙烯是乙烯单体的聚合物。用于美容外科的 MEDPOR（麦德泡）为多孔高密度多聚体。和微孔特氟隆一样，麦德泡的微孔也适于血管和软组织的长入，可用于隆鼻、隆颌、隆颧等。由于软组织的长入，假体置入后有较好的稳固性。

（4）聚甘醇酸、聚乙酸等

和聚乙烯等不同，甘醇酸等的聚合物具有可吸收性，它们在体内不会稳定存在，经过一定时间后，它们会逐渐降解而消声匿迹。这种急流勇退的品质使它们成为难得的切口缝合材料，因为切口愈合后，缝线的持续存在可造成局部炎症反应加剧而使瘢痕加重，影响手术的美容效果。

聚甘醇酸等还有一定的组织相容性，不会引起局部严重的炎症反应，降解产物能迅速排出体外，不会在局部积聚。

（5）羟基磷灰石——人工骨

将一块骨骼放在火上煅烧，最后得到的是一块白色易碎物质，这就是骨组织中的羟基磷灰石成分。

然而，美容外科临床上所用的人工骨却不是煅烧骨骼的残留物，而是用化学合成的方法得到的物质。虽然化学合成过程和人体骨组织的钙沉积过程不同，但在化学构成上，却都只含有钙磷成分。组成成分相同使人工羟基磷灰石结晶获得了人工骨的美誉。

(6) 胶原

尽管许多人不知道胶原为何物，但炖猪蹄对人们来说并不陌生。烹饪过的蹄筋具有柔韧的口感，就是因为有胶原的存在。

胶原是机体内的一种特殊蛋白质，作为一种天然高分子材料，医用胶原纤维和人体组织有良好的组织相容性，无毒，进入人体后不会产生排斥反应。

胶原还有一种其它材料都不具备的诱导修复功能。进入人体后的胶原如同撒进池塘的一把鱼饵，不久即会引起周围组织细胞的趋向性运动，使它们在胶原部位增殖，胶原自身则逐渐降解消失。

医用胶原一般从牛的肌腱或人的胎盘组织中提取，对于植入个体来说仍是异物，特殊体质病人可能产生一定的异物反应。

13. 硅橡胶有哪些优缺点?

硅橡胶的优点有：①生理惰性。在人体内，虽然有各种离子、有机物的长期侵扰，但置入的硅胶材料能长期处于“睡眠状态”，保持原来的弹性和柔软度，不变硬，不变脆，不变形。②耐受高温高压和射线照射。人工材料置入人体前都要经过消毒处理，硅胶在各种恶劣的消毒环境中泰然自若、分毫无损是它的第二大优点。③组织相容性好。一个假体能在人体某一部位安家落户，首先要和周围组织关系融洽，不惹事生非。硅胶没有抗原性，不引起过敏反应，不会被排出体外，没有毒性，至今尚无致癌、致畸的报道。

硅胶的良好品质是相对的，它毕竟不是人体正常组织。硅胶置入人体后，首先会刺激机体在硅胶假体周围形成一层包膜，这层包膜犹如一道院墙，有了它，邻里之间才可能相安无事。但如果这道墙太厚或发生扭曲即临床上所说的包膜挛缩，局部即会发生变形。另外，有些特殊体质的人，强烈排斥置入的假体，局部会因此发红、渗液，最后也有把假体排出的可能。

14. 人工骨有哪些优点?

人工骨有三大优点：①置入体内的人工骨不会有任何全身毒性反应，不会对周围的组织细胞造成任何伤害；②它具有良好的生物机械性，能行使骨的职责；③置入体内的人工骨周围很少产生包膜，相反，人工骨置入后能逐渐骨化，形成正常人体骨组织，呈现一种骨生长引导特性。

美容外科临床所用人工骨有粉末状和骨块状两种形态，一般用于颌面美容外科和颧鼻畸形的美容整复。

15. 常见的美容外科用品和假体有哪些?

(1) 隆鼻假体

隆鼻假体即人工鼻梁。人工鼻梁是用量最大的美容用品，材料有硅胶、特氟隆、麦德泡、人工骨等，临床上以硅胶人工鼻梁应用最为广泛。

硅胶人工鼻梁是塑成一定形态的硅胶块，其颜色有白色和肤色两种。形态可分为柳叶形和 L 形。每种形态的假体又有厚薄长短的不同。

目前尚无以特氟隆、聚乙烯和人工骨为材料制成的定型的人工鼻梁。用于隆鼻的这些材料多为一片状物，使用时根据临床需要进行雕刻成形。

(2) 隆颏假体

硅胶、麦德泡、人工骨等都可以作为隆颏材料。临床上多使用硅胶或麦德泡制成的成品隆颏假体，假体似变形的月牙，有不同的厚度和大小（图 1-1）。

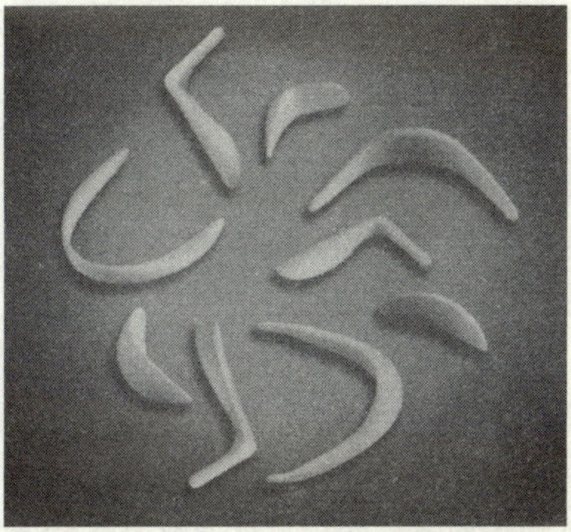

图 1-1　各种隆鼻、隆颏假体

(3) 乳房假体

简单地说，乳房假体就是内有充填物的硅胶囊袋。它有一定的体积，可使女性扁平的胸脯隆起；有一定的形态，可使隆起的胸脯漂亮；有一定的柔韧性，手感良好，使漂亮的胸脯更加诱人；有良好的组织相容性，不会给迷人的女性乳房带来伤害。乳房假体的填充物最初是液态硅凝胶，长期的临床使用发现液态硅凝胶有外渗引起严重包膜挛缩现象，后来又相继开发出生理盐水充注假体和以豆油（不同于普通食用豆油）、血清为填充物的假体。但这些后起之秀仍有其不足，如生理盐水假体有盐水渗漏吸收体积缩小问题，豆油、血清假体有因内容物渗漏而引起局部组织严重炎性反应问题等。因此，它们目前尚不能完全替代硅凝胶假体。

为了防止填充物的渗漏，一些人采用层层设防的方式，把单层囊壁改成双层，夹层间还注入生理盐水，这种双保险的假体由于两层囊壁游离存在，内外两腔的充注物理化性质不一致，术后外形上会有一定的欠缺。

乳房假体还有滑面和毛面的区分。滑面假体是乳房假体最初的囊壁形态，假体表面光滑平洁，几乎没有凸凹起伏存在。由于这种假体的包膜挛缩发生率较高，于是有人在其表面涂了一层特殊的材料，做成毛面假体，就像在光滑的墙面上粘上一层沙子一样。毛面假体的包膜挛缩发生率确实大大低于滑面假体，但如果把它置入胸大肌下，取出将是一件很困难的事。

为适应临床需要，乳房假体有多种体积类型。一般最小为 100 毫升，像一个中小馒头，最大为 250 毫升，如一个特级的红富士苹果。有时，同一体积的假体还会有不同的直径和高度，以适应求美者的特殊需要（图 1-2）。

（4）颧部及面部其它部位常用固体填充物硅胶、麦德泡、特氟隆、人工骨等都可以作为固体材料进行局部填充，填充物一般呈片块状，使用时根据需要进行雕刻。

（5）可吸收线用可吸收材料制成的缝线现已广泛用于美容外科。它有多种粗细不同的型号，一般常用 5-0、4-0 可吸收缝线做皮下或黏膜缝合。皮肤缝合一般不用可吸收线。

（6）单丝尼龙线美容外科讲究精细缝合，单丝尼龙线正是为了适合这种需要而生产的。它一般为 6-0 号线，缝合后不会产生明显的线结反应。

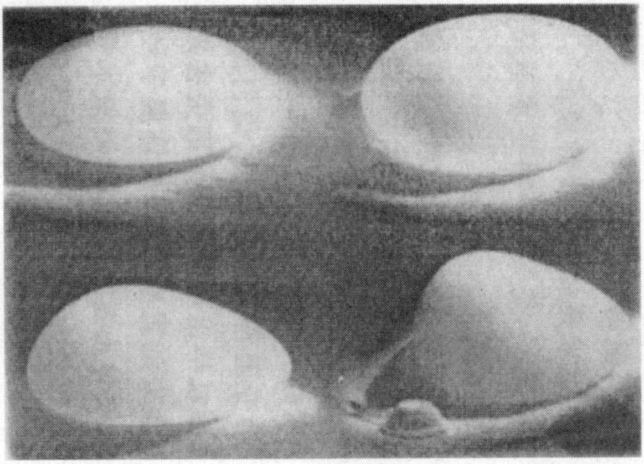

图 1－2　乳房假体的不同形状

(7) 医用美容胶原注射液医用胶原注射液由高度纯化的人胶原蛋白制成，形态如纯白的牙膏，有时呈透明的胶冻状。贮存于注射器内，使用时可以直接局部注射。临床上主要用于微小凹陷如额纹、鱼尾纹、凹陷性瘢痕等的矫治。

16. 选择美容用品应该遵循哪些原则?

美容材料与用品必须达到一定的质量标准才能进行人体应用。这些标准是：①有较高的理化惰性，不会因人体内环境因素的影响而发生改变。②置入后不会引起机体的炎症反应和异物反应。③能耐受各种消毒。④长期置入体内其体积、质地、韧性等机械性能不会丧失或丧失程度较小。⑤无致癌致畸作用。⑥易于加工塑形。⑦无膨胀性。⑧需要时能够顺利地完全取出。

普通消费者一般无法亲自对某一美容用品进行检验以

确定是否能达到这些标准，然而，这并不意味着美容病人丧失了自我保护的可能和权利。在进入临床应用前，医用产品一般都要经过严格的动物和临床实验，只有这些实验证明这一产品有一定的临床应用价值且不会有严重副作用后，产品才能通过医疗用品管理部门的认定而进入正式临床应用阶段。美容用品进入临床前也要经过这一过程，它不可能跨越医疗用品管理部门的检验而直接用于消费者。因此，从某种程度上说，医疗用品管理部门的认定即是某一产品是否符合上述标准、能否应用于临床的标志。

进口美容用品虽然已经获得产品生产国相应管理机构的认定，但在进入我国市场前，还应当有我国医药用品管理部门的批文，否则，它的临床应用是不允许的。即使这样，一些国外产品仍有可能潜入国内市场，选择美容用品时，病人应仔细询问所用产品的权威部门认定情况，不要被所谓的新产品所迷惑。

选择美容材料时还要根据具体的病情、产品用途等综合考虑，不要一味求新求贵。如果几种产品都能达到同样的临床效果而产品之间没有确切的优劣之分，最好选择临床已广泛应用并且应用过程中效果良好的产品。

第二章　美容手术麻醉

17. 美容手术常采用哪些麻醉?

麻醉是手术顺利完成的保障，但是，病人对麻醉的重视程度却远远低于对手术的重视程度。有的病人甚至并不知道手术需要麻醉，手术麻醉也就不会在病人的考虑之列。由于麻醉药品数量多，用法各异－对此作详细解释必然浪费大量时间，因此，咨询时医生不可能对手术麻醉做太多的解释。美容咨询一般不会有麻醉师参与，在手术之前，病人只有在签署麻醉协议书时才能见到麻醉师，而且时间有限，病人不可能在这短暂的时间内了解到与麻醉有关的知识。由于这些原因，病人有必要掌握一些有关的麻醉知识。

也有病人经历过手术麻醉，并且上次麻醉时曾产生严重反应，因而对手术麻醉产生恐惧感而拒绝手术。这没有必要，人不会走进同一条河里，两次麻醉发生的反应很少完全相同，这是因为，两次麻醉方式不一定相同，使用的麻醉剂也不会完全相同。

美容手术常用的麻醉方法有：局部麻醉（简称局麻）、全身麻醉（简称全麻）、椎管内麻醉、基础麻醉等。

18. 为什么门诊美容手术多采用局部麻醉?

门诊美容手术大多数创伤比较小，手术时间短，因此，采用局部麻醉的较多。手术的整个过程中，受术者始终保持清醒状态，难免会出现心理紧张及不同程度的不适，但这种不适一般不重，绝大多数人是完全可以耐受的。如果个别人心理非常紧张、耐受性很差，可在术前告知医生，采取一定的措施。

19. 什么是基础麻醉?

基础麻醉方法常和局麻结合使用，就是在行局麻手术前，给病人一定量的镇静药物，使病人处于睡眠或身心放松状态，以利手术的顺利进行。适用于年幼病人和对手术特别恐惧而不能良好合作局麻手术的病人。基础麻醉主要使用于：除皱术、眼袋去除术、鼻部美容术、耳部美容术等。

吗啡及杜冷丁是常用的镇静止痛药物，安定等镇静催眠药亦常使用，其它还有巴比妥类药物。所有这些药物可使你在不知不觉中度过手术。

基础麻醉主要的副作用有：

①镇静延迟现象：基础麻醉和神经安定镇痛药物的镇静效果在手术后可能还会维持一段时间，术后几天内病人会感到头晕乏力。

②所有镇静药物都会使呼吸变浅，呼吸次数增加，在一定程度上影响心肺功能。

20. 什么是局部麻醉?

局部麻醉是应用药物暂时阻断身体某一区域的神经传导的一种麻醉方法。美容手术中常用的局部麻醉包括表面麻醉、局部浸润麻醉、区域阻滞麻醉、神经阻滞麻醉等。

局部麻醉是美容整形外科最常见的麻醉方法，与全身麻醉相比，它简单易行，安全性大，并发症少，对受术者生理机能影响最小。术中受术者处于清醒状态，能保持与术者的合作。如果麻醉准确，不仅能有效地阻断痛觉，而且可以完善地阻断神经反射，对预防手术创伤所引起的休克有一定作用。因此，在全身麻醉时，也可辅用局部浸润麻醉，以避免深麻醉并减轻生理机能紊乱。如在全面除皱术时常用全身麻醉加局部浸润麻醉。

局部麻醉主要用于重睑术、隆鼻术、小的痣切除术、小的瘢痕切除修整、隆颏术等。

常用局麻药物为利多卡因类，同时加少量的肾上腺素。利多卡因等使局部失去痛觉，肾上腺素能收缩血管减少术中出血。

局部麻醉主要的不良反应有：

①过敏症状：过敏症状包括皮疹、哮喘等，有严重过敏史的病人，应让手术医生了解其病史，手术前进行必要的药物过敏试验。

②毒性反应：局麻药物可引起神经系统和心血管的毒性反应，程度从嗜睡、多言、惊恐不安、心率加快直至心跳骤停和死亡。毒性反应的预防关键在于手术时正确掌握药物的使用剂量和麻醉操作。

③窘迫感：这主要是由肾上腺素引起而不是麻醉药物引起。肾上腺素能对抗过敏反应引起的休克及哮喘。肾上腺素引起的副作用常出现在药物注入后的数分钟内，主要有心慌、烦躁、窘迫感、濒死感等。此外，肾上腺素能够加速心率、升高血压，过量使用会导致心功能失常及高血压。心脏病患者、高血压病人及服用升压药物的病人对此

特别敏感，有这些疾病的病人应提醒手术医生注意，减少该药的使用或不用。

21. 什么是椎管内麻醉？

椎管内麻醉是将麻醉药物注入脊柱椎管内的麻醉方法。在美容外科，椎管内麻醉主要用于胸腹部及下肢的美容整形手术，如隆乳术、腹壁美容术等。

椎管内麻醉是局部麻醉的一种特殊形式，最为常用的是普鲁卡因、利多卡因和丁卡因。

除了毒性反应和过敏反应外，该麻醉术后常见并发症有：

①脑脊液渗漏引起的头疼：脑脊液是椎管内的一种液体，对大脑和脊髓有保护作用，渗漏后椎管内脑脊液减少，椎管内压力降低，引起头部疼痛。这多发生在术后1～3天。卧位时采用头低脚高位有助于疼痛的缓解。

②尿潴留：可由支配膀胱、尿道括约肌的神经麻醉引起，也可能是病人不习惯于床上排尿造成的。表现为病人有尿意但不能排尿，解决的方法有膀胱按摩、热敷、导尿等。

③腹胀和恶心呕吐：这是麻醉抑制胃肠功能引起的反应。避免手术后过早进食有助于防止腹胀。恶心呕吐可行必要的药物治疗。

22. 什么是全身麻醉？

全身麻醉简称全麻，这种麻醉是通过静脉输入或气管吸入麻醉药物使病人处于类似催眠状态。主要用于：

除皱术、缩乳术、幼儿美容术等。

全身麻醉危险性很小，对于健康人来说，全麻择期手术的并发症只有百分之一，严重并发症小于十万分之一。但对于过度肥胖，有心绞痛等其他心脏疾病以及重度吸烟的患者来说，全麻危险性则有所提高。主要并发症有呕吐及喉痉挛造成的窒息、肺炎等呼吸系统并发症，高热惊厥、苏醒延迟等神经系统并发症。

23. 选择麻醉方法的原则是什么?

麻醉的成功是手术能否顺利进行的基本保证，但麻醉本身又不应该对身体健康造成影响。因此，美容外科医师在选择麻醉方式时通常遵循以下原则：①保证安全原则。②满足手术范围的要求。③麻醉药物在体内代谢、降解快、麻醉深度容易控制。④能简单不复杂的原则。

手术比较简单、持续时间短的手术通常选用局麻，局麻一般是由手术医师亲自完成的，但比较大的手术，需要采用椎管内麻醉或全麻时，一般都会有专门的麻醉医师施行。

24. 麻醉会对身体带来危害吗?

一些儿童和青少年患者的家长总以为麻醉会造成严重的大脑损伤，实际上，无论局麻还是全麻，都不过是对神经系统功能短暂的控制性的不同程度的抑制，绝不是对神经系统局部或全面的摧毁，禁止车辆通行和炸毁桥梁是两个不同的概念。麻醉时人失去的仅仅是感觉，而不是行使感觉功能的神经细胞，除非出现严重的麻醉并发症，大脑长时间缺氧，否则，麻醉清醒后，一切如初。

25. 常见的美容手术选择什么麻醉好？

重睑术、眼袋整形术、隆鼻术、丰下颌术、小的痣切除术及小的疤痕切除术、面部除皱术、酒窝成形术、乳头整形术、阴道紧缩术、处女膜修补术等一般选用局麻。

隆乳术、缩乳术、腹部切脂术一般选用椎管内麻醉或全麻。

腹部吸脂术选用基础麻醉加肿胀麻醉或硬膜外麻醉。

第三章　怎样抉择美容手术

26. 求美者应该如何跨越时间和心理的障碍?

选择恰当的手术时机是美容手术成败的关键因素。就诊时有许多重要事情需要处理的病人绝不会成为美容医生的最佳手术对象。美容手术是人生中的一件大事，是一个人一生中很少经历的冒险行为，为此，病人应花费大量的时间进行充分的物质和心理准备，不能期望一个周末的时间功成名就。美容手术看上去简单，但安排不好同样可使人精疲力竭。恢复期百事缠身的病人和无忧无虑的病人相比，前者需要更长的时间康复。

因不能很好选择手术时间而仓促上阵、狼狈败阵的美容病人并不在少数。但只要用心计划，时间的障碍并不难逾越，难以逾越的是心理障碍，因为它不是几个周末或几张假条就能解决的问题。心理障碍往往在生活发生危机时出现，它使人抑郁、失落、意志消沉，而对手术来说，愉悦是冬天的火，抑郁是雪堆上的冰，没有好的心境则没有好的恢复，病人最好在抑郁情绪消失后手术。引起抑郁心理的社会生活因素有：离异、丧偶、失业、接触手术失败的病人等。

美容手术本身也会给身心带来抑制。在美容效果出现前，病人的外表或许还不如手术前，这就要求病人有健康的体魄、良好的心态来应付这些抑郁因素。另外，如果病人在手术前曾接触过一些美容手术失败的病人，也必须在这些坏印象消失后才能手术。这一切都需要一定的时间。

27. 男性也需要美容手术吗？

社会要求男性坚强。他们往往过于自信、虚荣，这表现在：①许多男性对美容手术采取不以为然的态度，很难为手术做好充分的准备。②男性虽然对外表的缺陷同女性一样难以忍受，但他们比女性更难于启齿，更具掩饰自己心理的能力，因此心理的压力更大。

男性只有和女性一样，放下生活和工作的包袱后，才能成为美容手术的对象，获得最佳的美容效果，进而成为美容手术的受益者，更好地拥有成功，享受生活。

28. 选择美容手术应该做哪些自我分析？

在您决定做美容手术前，以下问题有利于您的自我剖析：

（1）我为什么想在这个时间做美容手术？

（2）在身体上、感情上、社会关系上我希望手术能带来哪些改变？

（3）当他人问我的美容动机时，我会作何回答？

（4）我不愿让他人知道的美容动机是什么？

（5）我是否比他人更关心自己的美容问题？

（6）我想通过美容手术改善同事关系吗？

（7）美容手术能改变我和某人的关系吗？

（8）美容手术能使我更容易地建立新的人际关系吗？

29. 应该和谁谈美容手术的事？

美容手术是病人的私事，需要采取一定的保密措施。但这并不是说，美容手术是病人的一项地下工作，它仍需要亲朋的参与，特别是在病人需要亲朋帮助时。然而，面对天真的幼子，忠诚的朋友，慈祥的父母以及朝夕相处的同事，许多病人往往欲言又止，犹豫不决。那么，谁是最可信赖、可以说知心话的人呢？在这里我给您提出对待不同人的态度建议：

（1）爱人

对风雨同舟的爱人，你没有理由遮遮掩掩地去做美容手术。当然，你的爱人也许并不同意你做美容手术，这可能出于对你安全的担忧，可能是你已是他眼中的西施，不需要再精雕细刻。当然，他的反对也可能是因为人性的虚荣。但无论如何，你的手术不应该只是为了你自己。对你的爱人，你可以解释说明，但切不可欺骗。

（2）父母

无论你是离巢的大雁还是待飞的雏鹰，在你需要帮助的时候，父母一般不会拒绝，美容手术前后，能够提供无私帮助的可能只有父母。另外，父母是子女生活的高参，在进行事关未来的抉择时，有必要听听父母的意见。因此，无论你是否需要从父母那里得到经济援助，你都应该让父母知道你打算做美容手术的事，青少年病人更是如此，没有父母的签字，医生一般不会给未满 18 周岁的病人手术。

要知道：人们最容易理解的是弱者的眼泪而不是强者的愤怒，父母对子女也是如此，他们一般不会做子女前途的路障，在子女的恳求下，他们会情不自禁地伏下身子，做子女前进路上的基石。当然，倔强的父母也是有的，如果这样，你可通过以下方法做进一步的努力。

①找一位你认为可以信赖的美容医生进行咨询，并请求医生说服父母。

②如果父母已有所让步，让医生再次和其交谈。

③如果父母一方同意而另一方不同意，则让他们一起和医生交谈。

④征得家庭多数人的支持，如祖父母的赞同或兄弟姊妹的支持。

(3) 孩子

如果你不想美容手术的事被泄露，那么，就不要把手术的事告诉孩子。孩子大多诚实有余而机智不足，缺乏撒谎的技巧，即使你再三强调不要把你告诉他的事告诉别人，他也会在不知不觉中把你做美容手术的事说出去。如果你认为应该告诉孩子，那么，只说个大概就足够了，不要做过于详细的解释。

(4) 恋人

恋人还不是爱人，如果你认为美容手术不会在你和恋人之间造成隔阂，你不妨坦诚相告，这也给了他一个表现自己的机会，拉近你和他之间的距离。但如果你认为他不会接受你的美容手术，你完全有理由对他避而不谈，这是你的隐私，就像他无权过问你过去的情感经历一样。

(5) 普通朋友

朋友有亲有疏，病人可根据自己的判断来决定是否透露手术的事，如果有的朋友也有做美容手术的打算，那么，她可能成为最可靠的知己。

(6) 同事

同事不同于朋友，更不同于亲人。有的同事乐于助人，有的则事不关己高高挂起，有的还心怀恶意。如果你的手术对以后的工作极为重要，并且手术需较长时间恢复而必须找他人顶班的话，病人应当根据对同事的判断，选择可以信赖的人。在并不需要别人帮助时，美容手术的事不要向同事谈起。流言往往起源于同事间的闲谈。

30. 如何应付流言蜚闻?

马克思说过：“社会进步，就是人类对美追求的结晶。”高尔基也曾讲：“依天性来说，人都是艺术家，他无论在什么地方，总是希望把美带到他的生活中去。”随着社会的进步和经济的发展，人们对美的追求，是继生理需求、安全需求、社会需求之后的又一更高层次的需求。因此，追求美是一种很正常的行为，做美容手术同样也合情合理。但社会上就是有一部分人，他们只承认追求美的合理性，不承认美容手术存在的合理性，对美容手术持反对态度。对这种态度，病人会感到沮丧，这时，病人的处理方式应该是：①相信自己的决定。②以友好的态度和他谈论美容问题。③即使不能说服对方也不必顾虑，手术结果是最有力的论据。

在这里我向你推荐几种对付多舌妇、流言蜚语的方法：

①横眉冷对：当别人对美容手术问三问四时，你可佯装恼怒，冷眼视之，让他们畏而却步。

②以问为答：当别人探询，可不直接回答他的问题，而是反问他，如：你在哪里听说的？你为什么想知道，你

不觉得问的多余吗？你太好奇了吧！等。让他们知道自己问的不应该。

③幽默讽刺：用幽默的语言，在讽刺问讯者的同时避开正面回答，如：何必为艺术大惊小怪；你属鼠吗，怎么喜欢窥探一些不该知道的事。

④避重就轻：如果探问者求根问底，无法摆脱，不妨避重就轻，从侧面给以答复，如：只切了个小痣，乳房上长了个小瘤子等，他们的好奇心得到一定的满足后，也就不会再纠缠下去。

⑤攻其不备：世上没有十全十美的人，而人们对别人评头论足时，常常不会意识到自己也存在同样的缺点。因此，当别人对你美容手术评论不休时，你可找他的容貌缺陷进行更为苛刻的评价。

31. 怎样的美容医生才算是合格的整形美容外科医师?

在我国，大专院校设立整形美容专业才是近几年的事。因此，目前大量的整形外科医师都是由其它外科专业改行的，有的甚至是非外科专业、非医务人员改行的。这是造成当前整形美容手术事故和纠纷较多的根源，因而造成了社会上对整形美容行业和整形美容手术的偏见。

其实对整形美容外科医师的素质要求是很高的，首先必须是正规医学院校本科毕业，从事外科系列专业 3～5 年以上，然后再经过整形美容专业的正规训练，才能施行整形美容外科手术。卫生部已经下文施行专科医师培训制度，以后的整形外科医师也一样，都必须经过专科培训才能执业。

在知识结构上应当具备：人体美学知识，眼、耳、鼻、皮肤、口腔、外科知识，音乐鉴赏与语言能力，掌握国内外美容新动态和美容整形患者的心理在能力结构上应当具备：手术操作及雕刻能力，社会交往及医疗管理能力，照相及绘画能力，审美能力，自身的仪表美、语言美和较高的道德水准。

在此基础上，再经过 3～5 年的锤炼，以达到如下境界：整形外科医师应当具有像鹰一样的眼睛，能识别整形手术过程中丝毫差异；具有微雕艺人的雕琢技巧；具有显微外科医师的无创伤操作能力；具有艺术家的修养水平。只有这样，才能塑造出一个个美学形体，才能使手术并发症降低，手术结果满意。

不仅如此，整形外科医师还要时常以我国著名整形外科专家王炜教授的这段话来告诫自己：整形外科医师的每一个手术操作，都是把你的名字、你的技能及你的人格雕刻在受术者身上的过程，你要爱护别人！你要爱护你自己！

32. 怎样才能找到好的美容外科医师？

选择美容医生的步骤：①列出知名医生的名单。②确定这些医生的真实水平。③选择 2～3 位医生进行咨询。④确定手术医生。了解美容外科的行业特点是正确进行这一选择的基础。

美容是一个特殊的行业，和其它新兴行业一样，开始总要经历一段时间的混乱。一个世纪以前的美国，美容医生大多是一些蹩脚却又各具特色的游医，他们游荡于美国各大城市，做一些切皮去疤的美容手术，他们的手术效果较差，并发症也较多。由于他们居无定所，出现术后并发症的病人也只有自认倒霉。在我国的美容外科发展史上，虽然没有出现这种严重混乱的局面，但美容市场的不规范经营的确也给许多病人造成了极大的痛苦，这表现在：

（1）美容医生目前还没有成文的培训和资格审查规定。一些人仅有基本的医学知识甚至对医学一无所知，也可以开设美容门诊、医院，为了赢得病人，他们会利用各种媒体进行宣传，宣传内容是否真实也基本上没有人去过问。虽然，政府有关部门已经出台了一些加强美容行业管理的措施，但这种局面还会存在相当一段时间。

（2）美容外科的丰厚利润，吸引了许多其他专业的医生，他们改弦易辙，挂起美容外科的牌子。尽管这些开业者中有的也掌握了一定的医学知识，对基本的美容手术过程有一定的了解，但他们毕竟没有经过正规的美容技术训练，不能对手术病人进行有效的筛选，手术并发症就较为常见，发生后也不能进行及时有效的解决。

（3）生活美容和医学美容界限不清，许多以生活美容为主的美容院兼做美容手术。

美容外科鱼龙混杂的状况并不意味着病人难以找到合格的美容医生。选择医生的主动权掌握在病人自己手中，了解美容外科的特点及现状以后，只要病人保持清醒的头脑，不为所谓的优质廉价所动，选择合格的美容医生并不困难。

33. 寻找好的美容外科医师的途径有哪些?

（1）医院和医疗行政机构

医院和医疗行政机构不会详细提供有关专家的履历资料和特长，但是，他们能够提供技术水平相对较高的美容外科医生的姓名、所在的医院和科室，有的甚至还能提供咨询电话、就诊途径等内容。对病人希望咨询的医生，他们有时也会提供一些有益的信息。

(2) 其他医生

如果就诊医院有位医生朋友，那是再好不过了。他可以帮你联系你希望咨询的每一位医生，也可以帮你推荐技术好的医生。但是，有医生朋友的病人毕竟是少数，有就诊医院医生朋友的就更是微乎其微了。如果求助的医生并不在就诊医院工作或是其他专业的医生，对其推荐的高手最好不要轻信，因为他对推荐的医生或许并不了解，而只是听说而已。

(3) 护士

护士和医生之间只有工作上的联系，没有行业间的竞争，他们对医生的评价更坦诚，医院护士特别是手术室护士，对医生的手术水平了如指掌，同时，她们还能够知道一些医生的隐秘，而这些内部资料对了解就诊医生的人品、实际工作能力具有十分重要的价值。但是，由于专业知识的欠缺，护士对医生手术水平的评价也并非完全可信，有的甚至是道听途说的信息。即使这样，对选择一位思维敏捷、手术精细的医生，护士还是有一定的帮助的。

(4) 朋友

朋友或朋友的朋友，可能通过各种关系，了解一些医生的医疗水平情况，但是，除非他们和美容外科医生有较为直接的联系，如同学关系、医患关系等，否则，他们所提供的信息多是间接的，可信度较小。

(5) 手术后的病人

做过美容手术的病人确实可帮大忙，但这些人一般较难接近，就是接触上病人，他也不会毫无保留地有问必答。因此，在询问时要有一定的技巧，如可以问医生对他的要求是如何处理的；医生的办公室是否整洁；医生训练程度如何；有无不满意的地方；发生意外时，医生是否表示关心并积极采取措施等，但绝不能涉及他们的隐私。

(6) 广告和出版物

无论是医院还是医生本人，在广播电视和杂志上亮相，无非是为了吸引病人，从而获得更好的经济利益。在有关法制尚不健全的情况下，为了赢利的需要，许多媒体对所有医疗单位和个人都是开放的，只要有钱，江湖庸医也能在媒体上推销自己。因此，对病人来说，媒体上的这些信息可能有用，也可能只是个骗局，但患者不妨按图索骥，到那里实际考察一下。

(7) 大众消费指南

一些刊物上不仅有购物指南，还有各种各样的医疗指南，这种指南对找到某位医生会有一定的帮助，但对寻找一位适合的美容医生却帮助不大。这是因为，这种名医榜有的带有赢利性质，即谁交钱谁上榜，就算是公益性质的，上面所列的医生也是良莠不齐，选择合适的医生还要靠自己的明察暗访。

(8) 互联网

网络使我们多了一双眼睛和一对耳朵，能看见天下轶事，听见天下奇闻，网络更使部分人多了一只手，能轻轻松松地从一些人的腰包里掏出大把大把的钞票。从互联网看到的美容医生，大都说自己出手不凡，在许多方面有极高的造诣。切记，在互联网上，你只能找到一个人的名字，多了一个选择的途径，这位医生是否言如其人，还需要仔细地考察。

34. 确定美容医师的九大准则是什么？

为确定在寻找名医方面是否做了有效的工作，你可对自己提出下列问题，肯定答案越多，说明工作做得越好。

（1）是否查阅了有关的就医指南。

（2）是否通过医院或医疗机构查阅就诊医生的有关医疗水平证明，如毕业证书等。

（3）就诊医生是否是国家批准的执业医师。

（4）如果没有国家认定的执业资格，那么你是否了解他所修专业，对他的训练和能力是否满意。

（5）查阅有关的证书被拒绝时，拒绝理由是否充分。

（6）是否知道他求学和接受训练的领域、地点和从医时间。

（7）这位医生是通过医生、护士还是朋友介绍知道的。

（8）通过广告选择医生，这种选择基于所知道的事实还是基于对出版物留下的印象。

（9）如果咨询后对该医生并不满意，是否已选择了其他的美容医生。上述工作完成出色的病人，多数能找到一位合格的美容外科医生，这位医生会耐心有礼貌地解释他将要做什么，你需要做哪些配合工作。这时你就可以轻松地等待手术了。

35. 美容咨询应注意哪些问题？

咨询对咨询双方都极为重要。通过成功的术前咨询，病人能够对选择的医院和医生进行更深入的了解而确定手术的取舍，医生则能够推销自己和所在的医院或诊所，从而留住病人，增加病人来源而获得更大的利益。作为求美者，有责任也应该与医生共同营造一个良好的咨询环境。但在咨询过程中应注意如下问题：

(1) 识别鲜花覆盖的陷阱

美容外科的含金量较高，于是，近年来淘金者蜂拥而至。不否认这里有德才兼备的医生，同样也不能否认里面混有善于投机取巧的庸才。为了赚钱，他们会用各种手段笼络病人，而咨询过程则是钓鱼上钩的最佳时机，病人此时应有所提防。诱惑病人的常见方式如下：

①兜售式：病人咨询时，如果医生主动劝病人手术，或者病人咨询某一部位的手术而咨询医生同时又推荐另一部位的手术，这时，医生多是为了病人的钱，而不是出于病人的美容考虑。

②相貌苛评式：有时，人们对自己的容貌缺陷并不在意，也没有引起不良的社会反应。但是，有的美容医生却对其评头论足（在没有要求的情况下），并建议行美容手术。一般情况下，这种评判会给病人蒙上心理阴影而渴望行美容手术。其实，这是一种陷阱。在这种情况下，正确的应对方式是对此一笑置之，因为他在对别人缺陷进行评价时，已经对其造成伤害。苛评他人相貌缺陷的医生决不是一位为病人着想的好医生。

相貌苛评是一种特别隐蔽的拉拢病人的方式。这时，医生常表现出对病人体贴入微又充满怜惜，病人则会对这种意外的关怀感激涕零而无法抑制手术的诱惑。

③设问式：有时，美容医生会用简单提问题的方式让人就范。他们最常给病人提出的问题是“你为什么不做美

容手术呢？你为什么不找我呢？”其意图十分明确，即让病人花钱。对这样的提问，最好的回答是“我为什么花钱买我不需要的东西呢？”对经历过手术失败的病人，设问是有些医生最常用的自我推销方式。他们往往以救世主的姿态，对病人受到的伤害扼腕叹息，当病人为同情的眼泪千恩万谢时，他们就会适时发问“你为什么不早到我这里呢？”其实，早到他那里也未必会好到哪里去。

④激励布道式：这种方式的逻辑是你去咨询，我建议对你身体的某部位进行手术。如果你同意，你将会以新的姿态进入生活，获得成功和幸福，找到内心的避风港，而我自己不会有任何好处，甚至还会因为给你提供帮助而造成丧失旅游或度假等机会的个人损失。这是一种很难拒绝的方式，很有诱惑性，使人在不知不觉中接受他的建议。布道式美容医生多通过梦幻般的想象和绘声绘色的演讲使人对他建议的手术兴奋不已，事实上，他说的几乎全是假话，如果让他做手术，手术效果不会太好。这种人自诩不在乎钱，乐善好施，实际情况是：他要么很穷，乃饥不择食之辈；要么是葛朗台式的人物，做尽雁过拔毛之事。

⑤急不可待式：手术时间可以选择，但不能随意。有的美容医生为了不放走上钩的大鱼，常会劝病人尽快手术，并且罗列出及早手术的各种理由，有的医生还以降低手术费用作诱饵，对急不可待的医生，病人切莫盛情难却，你没有限时交费的义务。

⑥自吹自擂式：有时，吹牛不但不上税，吹好了反而会盈利。有些美容医生手术做得不好，吹牛却很有一套，总是把自己说成是美容外科的老大，某一领域的高手，为别人收拾了不少残局，慕名而来者络绎不绝。但这些是否

真实，或许只有他一个人知道。不要被这类医生的夸夸其谈欺骗，他说你找他算是找对了，实际上是暗示你已经掉进陷阱。

（2）有备而问

一般说来，美容咨询时，你应围绕下述问题展开。

①从生理角度讲，现在是否适于做手术，是否需要再等一段时间。

②解决存在的美容问题的方式有哪些，最好的方式是什么。

③预计手术后的结果怎样。

④美容效果可持续多长时间。

⑤瘢痕在什么部位，是否明显，是否会随时间的延长而有所改变，达到最佳效果需要多长时间。

⑥手术中是否疼痛。

⑦采用何种麻醉，麻醉师是谁，技术水平如何。

⑧是门诊手术还是住院手术，费用有何差别。

⑨全部手术费用是多少。

⑩术后应如何护理，是否需要专人护理，需护理多长时间。

⑪术后护理有哪些注意事项。

⑫术后是否有局部的青紫肿胀，持续时间多长，何时可化妆。

⑬何时可恢复体育运动和工作等。

⑭全部愈合过程需多长时间。

⑮术后是否有疼痛不适。

⑯复诊处理是否收费。

⑰会有哪些手术并发症，是否常见，是术中发生还是

术后发生，如有些并发症需进一步处理，是否需要再收费。

⑱如果手术没有达到预期的手术效果，是否可以再次手术。第二次手术成功的可能性有多大，是否收费。

(3) 结伴而行

大多数情况下，单独和医生交谈更能在医患之间建立良好的信任关系。但是，青少年咨询时至少应有一位家长陪同，已婚女性在咨询乳房或外生殖器手术时最好有人陪同。如果你性格内向，有朋友或亲属陪同可以避免咨询时的紧张不安。陪同人员最好是在以后的手术过程中可以为病人提供护理和其他帮助的人。咨询过程中，陪同人员最好不干预咨询过程，不提一些与病人手术不相关的问题，以免给病人造成误导。

(4) 事事留心

你咨询的目的就是为了获取有关美容手术的信息，因此咨询过程不能仅仅局限于求知，从美容咨询医生那里得到一些问题的答案，实际上，美容咨询医生也不可能会事无巨细地给出任何问题的答案。咨询过程更不是推销自己的过程，这应该是美容咨询医生做的事。在咨询过程中，你应眼观六路，耳听八方，最后根据所见所闻方方面面的信息来决定是否手术。在咨询过程中，病人应加强以下几方面信息的搜集：

①医院卫生状况：美容外科都比较重视卫生工作，有专职卫生员负责室内外卫生的打扫，这是表面上的东西，患者也往往被这种表面现象所迷惑。事实上，与手术密切相关的并不是这些表面上的事，而是手术人员的卫生素质。通过观察咨询医生的桌面上、抽屉内的卫生及杂物摆

放情况，工作人员的衬衣是否整洁和其他卫生习惯等内容，一般可做出正确的判断。

②医疗作风：医院工作人员的道德素质不那么容易做出判断，但是，这些素质会在所有工作人员的一举一动特别是在诊治病人的过程中表现出来。如果在整个咨询过程中，所有工作人员都能笑脸相迎，有问必答，对病人的合理要求提供及时的帮助，没有脱岗，没有推诿病人的现象，那么，这个医院的工作作风是可以信赖的。

③医疗质量：真实的医疗质量不可能从医院工作人员口中得知，但可以从住院病人口中知道，也可从门诊量、病房床位使用情况等医疗现象看出。如果医院外门庭冷落，医院内病床空空，还不时有病人不满意的责备声和吵嚷声，那么该医院的医疗水平不会太高。

(5) 接受医生忠告

在美容咨询过程中，针对病人的一些情况，医生会相应地提出自己的建议或劝告。一个劝告的利益取向是衡量这个劝告善恶的惟一标准，即如果劝告是完全为病人着想，它就是善意的，对病人的手术非常有益，否则，就可能居心叵测。什么是善意的劝告方式呢？你应该在咨询的过程给予留心，然后做出正确的判断。

(6) 提高警惕

如遇到下述几类医生，你应提高警惕，谨防上当。

①对手术迫不及待，促使病人尽快手术的医生。

②自吹自擂的医生。

③建议做其他手术的医生。

④只说手术好的方面的医生。

⑤靠广告的轰动效应的医生。

⑥以医术高明为借口提高收费的医生。

⑦无缘无故提供优惠手术价格的医生。

36. 怎样预测手术后瘢痕大小?

手术后瘢痕增生是影响手术效果的重要因素,严重的瘢痕形成还会造成毁容,加重病人的不幸。咨询时如果能对手术后瘢痕情况进行正确的预测,将有助于预防这种不幸的发生。但是,手术后瘢痕增生情况很难准确预测,这是因为,临床上既没有精确的检测手段,也没有一定的判断标准,只能根据一些情况进行推断。

这些情况主要有:

①年龄:年轻病人比年老病人明显。

②皮肤厚度:皮肤较厚的部位比皮肤较薄的部位明显。

③部位:上下睑、红唇等部位的瘢痕不明显,下颌、肩背部等部位的瘢痕明显。

④血供:血供丰富的部位如面部,切口愈合较快,瘢痕不明显,腿、前臂等部位血供较差,切口愈合慢,瘢痕较明显。

⑤皮肤张力:皮肤松弛部位的瘢痕不明显,皮肤张力较大部位的瘢痕较明显。

⑥遗传性:瘢痕有一定的遗传性。

⑦切口的方向:如果切口平行于皮肤自然纹理或Langer's线,术后瘢痕可能会小。

⑧手术技巧和手术材料:遵循严格的美容外科技术操作原则,使用可吸收的以及无创伤的缝合线有利于减少瘢痕。

总之，影响瘢痕形成的因素很多，在咨询的过程中，你一定要同美容医师共同分析，做出比较准确的估计。

37. 怎样评价你的美容咨询效果？

当你完成咨询后，便可以对各种信息进行综合，从而做出是否手术的决定。度量可通过下述积分的方式进行，当然，积分结果仅供参考，究竟是否手术还要靠病人自己判断。

具体方法如下：

下述11个问题答案肯定则加相应的分：

①咨询医生是否对你有礼貌？(10分)

②咨询医生是否向你解释了手术的危险性、可能发生的情况和处理方式？(10分)

③咨询医生是否对手术费用作出明确的答复？(1分)

④如果你还没有下定决心，咨询医生是否建议等一段时间再说？(1分)

⑤咨询医生是否听取了你要求手术的缘由？(1分)

⑥离开诊所后你是否觉得平静，有安全感？(1分)

⑦你是否感到自己有自控力而没有被美容医生操纵的感觉？(1分)

⑧你觉得咨询后的感觉比咨询前好吗？(1分)

⑨你认为你的决定有理有据吗？(1分)

⑩医院的卫生状况好吗？(5分)

⑪你觉得医院的医疗质量如何（好，坏)？(5分)

下述问题肯定者减去相应的分：

①经过咨询，你觉得自己更丑了吗？(1分)

②医生是否认为你必须手术？(1分)

③医生是否建议你做更多的美容手术？(1分)

④医生是否有性暗示或以一种方式触摸你的身体而使你感到受辱？(1分)

⑤医生是否建议你应该做某一你并不认为要做的手术？(1分)

⑥你去就诊是否是因为你在院外某一场合见过该就诊医生，并且当时他建议你行此手术？(1分)

⑦他是否建议你通过行美容手术而达到一些特殊目的，如生活美满、找到好的工作等？(5分)

⑧你是否觉得被出卖而有某种程度的怀疑？(10分)

⑨你是否觉得你不做医生建议的手术他会不高兴？(1分)

⑩是否开始时你并不是想进行美容咨询而后来医生将话题转为美容咨询？(1分)

⑪在诊所里，是否有其他人发生第5～10条中所描述的事情？(如有，则减去每条相应的分数)

⑫咨询医生是否告诉你他从不考虑钱的事？(2分)

总分的计算方式：第一部分所得总分减去第二部分所得总分即为最后得分。30分以上则可以决定手术；20～29分应暂缓手术；10～19分应慎重考虑手术；10分以下则应重新选择咨询医生。

38. 如何咨询手术费用？

腰缠万贯的人，不会在乎花几千元做美容手术，但对大多数人来说，一下拿出几千元并非易事。美容消费的原则是：①不会影响生计。②不影响家庭重大事情的消费。③不动用家庭的应急储备基金。

无论到哪里手术，咨询时医生都不会隐瞒真实的手术费用。同一手术的手术费用在不同地方不同医院可能有差别，在同一医院不同级别的医生之间也可能有差别，但同一医院同一水平的医生在收费标准上是一致的，也可能有的医院同一手术只有一个收费标准。

同一手术在不同地区会有一定差距，大城市趋向高一些，这和大都市居民收入较高、医疗设施投入大、档次高等有关。“知名”医生的收费也要高些，因为这些医生技术好，高费用也体现了他们工作的价值。

如果你觉得就诊医院手术费用太高，可以到其它美容诊所咨询，了解一下手术费用，这样也许会找到一家费用较低而手术效果比较满意的医院。

39. 如何评价手术费用的合理性？

美容外科是一个新兴的边缘学科，美容外科手术以精细、微创为特点，对一些手术材料要求也比较高。美容外科医师更需要多年的严格训练才能达到相当的水平。因此，美容手术的价格相对一般外科手术高一些也是合理的。但随着国家对美容行业管理的不断规范，越来越多的整形美容手术价格已经被卫生、物价部门列入医疗收费价格表。但如果有些医生因夸口自己水平如何高，或故弄玄虚说手术效果如何如何神奇而抬高手术价格，你就应该考虑其收费的合理性，切不可轻信。最好的办法是多咨询几家信誉好的医院或医生。

40. 要想取消手术该怎么办？

对于取消手术，病人总是感到难以启齿，但当你犹豫不决时，取消手术是顺理成章的选择。一旦做出这种决定，病人就不应该再犹豫下去，而应当立即通知医生自己的决定，并做适当的解释。适当地对医生表示感谢和歉意是必要的，毕竟医生已为此付出了许多劳动。一位好的医生不会在意病人的反悔，术前退出比术后的抱怨对医生来说是更好的结局。

如果你已预付手术费用，但又想取消手术，这时，如果决心已定，就不必瞻前顾后，除非手术已真的开始。取消手术后，医生大多会退还已付的押金。但是，如果医生已行必要的准备且一些耗材已经使用，医生可能要从押金中扣除一部分耗材费。

第四章 美容手术前的准备

41. 美容手术前在生理上需要做哪些准备?

美容病人手术前的生理准备包括维护身体健康、合理使用药物、完善医疗检查、戒烟和心血管疾病治疗等五个方面。

42. 美容手术前需要怎样保持身体健康?

手术前的身体健康对术后的恢复极为重要。如何做好身体准备呢? 锻炼是最重要的方法。如果病人有良好的体育锻炼习惯,就应坚持下去,健康是美丽的基础,美容手术不拒绝体育锻炼。良好的锻炼习惯是指每周3次以上的体育运动,这种运动不包括短时或短距离的散步。

不常锻炼的人应尽快行动起来,从到户外呼吸新鲜空气开始,让身体的每个细胞都从往日的睡梦中清醒。你可根据手术时间的安排设计具体的体育锻炼方案,比如,预定在3周后进行的手术,在手术前的3周,可每天用数十分钟的时间做简单的肢体伸展运动,做深呼吸,或每隔一天散步一次,走行的速度可稍快些。如果距离手术的时间更长,则可从一些运动量较小的活动如长距离散步、慢跑等开始,逐渐加大运动量以至做一些较为剧烈的运动,如长距离跑步、打蓝球等,运动量和运动时间以身体能够耐受为度。

手术前的体育锻炼不是大赛前的强化训练，目的不过是为了保持身体健康，因此，你不必苛求自己，运动量过大反而会适得其反。每次锻炼感到舒适即可，无须到腰酸腿疼的地步，临近手术的几天内更是如此。腰酸腿疼说明锻炼已到了肌肉受到损伤的程度，此时，身体必须修复受损的肌肉，这要消耗身体的营养储备。

43. 手术前体育锻炼的目的是什么?

术前体育锻炼的目的是：①增加肺活量，以适应麻醉和术后卧床对呼吸的抑制。②增加皮肤血流量以促进手术切口的愈合。③增加关节柔韧性，以避免术后静养造成的身体不适。

44. 手术前体育锻炼应注意哪些问题?

①循序渐进。②持之以恒。这对没有运动习惯的病人极为重要，一次两次的术前锻炼对虚弱的身体不会有多大作用。③选择适当的锻炼时间。具体时间病人可根据自己的作息时间安排，一般每天 1～2 次，每次 30～45 分钟。可在早晨日出后，这时植物开始光合作用，空气中氧气较为充足，阴离子较多，空气新鲜，对身体有利。下午太阳落山前，身体柔性较好，不易发生运动损伤，而且通过夜间的休息，可完全消除运动带来的疲劳。④运动地点最好选择在植物丰富的宽广地带，如山坡、郊外、海边等。⑤夏季避免在烈日下运动，暴晒不仅会发生中暑，而且阳光还会加深面部颜色，影响手术的美容效果。

45. 怎样评价体育锻炼的效果?

经过一段时间的锻炼后，你可检查一下锻炼方法、运动量、锻炼效果是否合适，做一次自我健康小结。合理的体育锻炼有以下效果：①睡眠改善，睡眠质量提高。②心肺功能良好，以前干完后心慌气短的体力劳动，现在可轻松完成。③精力充沛，不易疲倦。④食欲良好。⑤大小便规律。⑥精神愉快。⑦无关节、肌肉疼痛。⑧开始喜爱体育运动。⑨身体抵抗力增强。

46. 对美容手术有影响的药物有哪些?

对美容外科医师来说，最关注的手术并发症是出血。因为术中或术后出血会成为“可怕四联症”的启动因素，这四联症为：血肿、感染、伤口裂开和坏死。我们所说对美容手术有影响的药物就是指能够增加临床出血的药物。包括四类：①非类固醇类消炎镇痛药，如阿托品、双氯芬酸、布洛芬、萘普生、吲哚美辛等。②β-内酰胺抗生素，如：羧苄青霉素、美洛西林、哌拉西林、替卡西林、乙氧萘青霉素、兴孢噻肟、拉他头孢等。③治疗心血管系统疾病的某些药物，如奎尼丁。④维生素 K 的结构类似物：华法令。这些药物都能通过不同的机理，影响人体的正常凝血功能，有的还可作为一种成分被做成复方制剂（如 APC、扑尔敏、感冒片），服用前要详细阅读药物成份说明书。

47. 服用了对凝血功能有影响的药物，应该怎么办?

药品离我们越来越近，原来获得药品还要经过医生这道关卡，现在许多药物已经不再需要医生批条了，这确实方便了消费者，但是也埋下了乱用药品的隐患。在美容手术前，如果有些药物必须服用，则应把服用药物的名称、剂量等有关内容告知美容医生。由于大多数病人不是医疗行业出身，对药物可能并不熟悉，这时，你可以：①告诉医生因何病服药，让医生推断服药的种类。②找以前的就诊医生出具证明。③请药剂师查找原处方。切忌将大包小包的药物送给医生，有药品标签的或许还有所帮助，如果只是包在纸包里的几片花花绿绿的药片，则不会有任何参考价值，美容医生很难知道它们的具体成份。

对于服用这类药物的病人，可根据手术特点，药物服用量和服用时间以及有无出血史等情况，采取相应处理措施。这些措施包括：①减少运动。②行出凝血时间检查。③咨询血液病专家。④推迟手术。⑤使用止血药物等。

48. 手术后止痛该选用什么止痛药为好?

手术后 1～2 天，常有手术切口的疼痛，和阿司匹林相比，扑热息痛不会增加创口出血，可以选用。

49. 高血压的人能否做美容手术?

只要通过治疗能将血压控制到基本正常水平的人，不影响做美容手术。若患者高血压病且合并有并发症者，不适宜做美容手术。

50. 血压高的人在手术前应该注意什么?

血压高会增加术中出血，高血压患者术前应按时服用降压药物，使血压维持于正常或略高的水平，同时备足药物供术后服用。合并心脏病的病人应根据心脏疾病特点，在心血管医生的指导下服用和备用药物，手术应在病情稳定或心血管医生认为没有手术危险性后进行。

高血压不是手术的禁忌症，但高血压病人手术前请专业麻醉医师会诊是十分必要的。

51. 有糖尿病的人能否做美容手术?

糖尿病也不是美容手术的禁忌证。但糖尿病在未得到控制的情况下手术，会诱发酮症酸中毒、电解质紊乱，还会因抵抗力下降而发生感染、切口愈合缓慢甚至败血症的发生。

52. 糖尿病的病人在手术前应该怎么办?

为保证美容手术的效果和安全性，糖尿病病人在术前应该在内分泌专家的指导下进行正规治疗，把血糖水平控制在基本正常的水平，如果条件具备最好是应用胰岛素治疗。手术当日尽量缩短禁食的时间。

53. 糖尿病应该控制到什么程度才能手术?

专家认为，糖尿病病人如果把血糖降至正常，对耐受手术并不利。一般认为糖尿病病人的检验达到下列标准是比较理想的：空腹血糖小于 8.4mmol/L，尿糖定性“-”或“+”且无酮体。

54. 吸毒的人能接受美容手术吗?

吸毒病人术前 2 周应戒毒。大麻、可卡因等毒品不但会影响麻醉效果，还会造成猝死等严重并发症。但是，病人一旦形成毒品依赖，短期内戒除即十分困难，不能戒毒的病人应诚实地告诉医生自己服用毒品的事实，这样做既是对自己负责，也是对整个医疗过程负责，医生可以根据病人的具体情况，采取相应措施，如在特殊监护下手术，推迟手术直至戒毒成功等。

55．手术前为什么要进行查体？

术前查体是为了保证手术过程的安全，有严重健康问题的病人可能永远与美容手术无缘。为了逃避检查，做成手术，有的病人或隐瞒真相，或编造谎言，企图蒙混过关，这类病人不是没有手术成功的可能，但有时要付出生命的代价。

56．术前查体包括哪些方面的内容？

正确的治疗源于正确的判断，正确的判断来自详细的术前体格检查。整形美容医生大多都有较为全面的医疗知识，但这并不意味他们是每个医学领域的专家，对于某些具体疾病的诊治，和专科医生相比还是有一定差距的。美容手术前必要时，要有专科医生进行常规的术前查体。查体内容包括一般检查和美容外科专科检查。

多数美容外科患者虽以局部手术为主，但不能忽略全身的检查。特别是心、肝、肺、肾及血液系统方面的检查。较小的手术也应做心肺听诊、血压、血色素、出凝血时间、血小板、红白细胞及肝功能的检查。较大的手术，由于是住院治疗，所以应该做系统的全身检查。以上项目都属于一般检查的内容。

美容外科的专科检查应由美容外科医生针对不同的手

术进行更专业的检查，以便进行手术设计，保证手术效果。

57. 吸烟对美容手术有影响吗?

吸烟有害健康，这是众人皆知的事实，但吸烟对切口愈合的影响似乎还没有到妇孺皆知的程度。烟草的主要成分是尼古丁，它可收缩血管，减少身体各部位的血流量，皮肤当然也不能幸免。血流量的减少使皮肤氧供相应减少，导致切口愈合不良，有些切口甚至不愈合。拆除缝线后，愈合不良的切口可能裂开，而裂开的切口更难愈合，即使最终愈合，也会遗留较宽的瘢痕。

烟草的另一危害是降低人体对感染的抵抗力，这是因为烟草对免疫系统有抑制作用。另外，吸入的烟雾会损害肺脏，术后病人肺炎等并发症的发病率增加。

为避免吸烟对手术造成的负面影响，平时吸烟的病人，术前 2 周内最好不再吸烟，即使不能完全戒除也应尽量少吸。手术日绝对不能吸烟。手术后 2 周内也绝对不能吸烟。

58. 求美者应该如何做好手术前的心理准备?

对于手术，病人一般有两种最基本的心理，即期待和恐惧。期待是因为病人希望通过手术解除病痛；恐惧是由于惧怕疼痛，担心手术失败等引起。

和其他专业手术病人相比，美容者的术前期待更为复杂。其他专业病人主要是期待病痛的解除，这种期待一般是合理的。但在一些美容者，由于容貌缺陷程度及其造成的心理影响的不同，对手术的期待程度有较大的差别，有的带有较多的不合理成分，这些不合理成分往往成为术后消极情绪的根源。

对手术抱有美好的期望并不是件坏事，关键是期望和现实之间的天平是否平衡。如何使期望值更为合理呢？①病人要充分了解自己，了解自己的缺陷。如果你要求行美容手术的动力是某人对你容貌缺陷的评价，那么，你可以多找几个人，看看他们是否也能发现你的“缺陷”所在，不要为一家之言而愁眉苦脸。②如果真的有容貌缺陷，可在美容咨询时让医生指明缺陷的程度以及美容手术能够矫正的程度。③对任何东西都不能绝对化，要有一分为二的态度。对医生手术技术的过分信任往往造成不合理的期待。手术前恐惧是任何专业任何类型的病人都有的心理感受，只是程度有所不同。美容手术病人没有大的生命危险，和其它专业病人相比，恐惧情绪可能要轻些。另外，求美者还要做好适应外表变化的心理准备。美容手术后，病人对容貌的变化有一定的适应过程。这是因为，人的心象一般在青少年时期形成，在以后的成长过程中，这种心象将一直保持直到年龄的变化达到一定程度而不得不改变这种心象。一些对外表改变程度较大的手术，如缩乳术、隆鼻术等，术后病人需要较长的时间适应形象的变化。为了使这一适应过程在最短的时间内结束，在美容手术之前，病人对术后的形体改变要有充分的心理准备，这在老年病人更是如此，因为老年病人心象的改变需要更长的时间。

59. 应付手术前恐惧心理有什么办法？

消除恐惧情绪的方法主要有：①让手术医生对手术中

可能发生的情况做详尽的说明。②询问其他做同类手术的病人，听听他们的手术经历。③相信手术医生的能力和医院的技术水平。④采取“破釜沉舟”的策略。

60. 美容手术前应如何安排好自己的工作?

大多数美容手术术后需要一周的休息时间，病人应安排一周以上的假期。休息时间的调整方法有：①请病假。②积累休息时间，即在手术前通过和同事调班的方式把零散的休息时间累积到一起。③提前完成手术期间应该完成的工作，这样找领导请假可能更容易些。④如果你从事领导工作，在离开前应选择好合适的代理人并对其充分信任，尽量不让各种请示汇报扰乱你的康复过程。⑤取消一切约会应酬。

61. 接受美容手术前的饮食准备有什么讲究?

大多数的美容手术，一般在术后生活可以自理，在家里为家人做饭可以视为一种术后的消遣，但术后长时间的做饭则会使人厌倦。为此，术前可准备好2周的食品，争取2周内每次做饭的时间不要超过10分钟。术前的饮食准备包括：速冻食品、点心、水果、蔬菜、肉类、佐料等。术前不要进食过于油腻的食物、辛辣食物。

62. 美容手术前应该准备好哪些医护用品?

(1) 药品，如维生素、止痛药、抗生素等。这里需要特别说明的是许多非甾体类解热镇痛药都有引起术后出血的危险性，只有扑热息痛是唯一无此副作用的止痛药。

(2) 卫生用品，如纱布、绷带、胶布、棉花拭子、卫生纸等。

(3) 冷敷用的冰袋，热疗用的灯泡等。

63. 手术前应做好哪些术后自我护理的准备?

无论手术大小，美容手术术后的护理对手术成功起着极其重要的作用，术前了解这方面的知识并做好必要的准备是必不可少的，归纳起来有以下几点：

(1) 术后感觉和术后伤口护理

术后伤口出现肿胀、青紫、发硬、发痒，这是一种正常的手术反应，一般在一周后开始逐渐消退。手术愈合情况因人及手术部位而异，大部分人头面部手术在一周内愈合，四肢躯干部位二周愈合。伤口愈合前手术部位应禁止沾水、污染，面部手术应减少面部及口腔活动，如说话、大笑、咀嚼硬食，四肢手术应限制活动，休息时可抬高患肢，以利消肿。伤口愈合局部应避免慢性刺激如摩擦等，口腔内手术应每天用硼砂片泡水漱口或用其它消毒液漱口。一般伤口愈合后即可基本恢复正常工作，但四肢及腹部手术在伤口完全愈合后3个月内手术局部应继续加压包扎并避免剧烈活动，以减少伤口两侧张力，防止瘢痕增生。

(2) 术后用药

局麻小手术可口服抗生素3天，全麻或较大范围手术应静点抗生素至少3天，视情况给予其它药物。用药情况一定遵医嘱。

(3) 术后瘢痕的变化过程和处理

手术切口早期是一条线性瘢痕，2周～1个月后局部开始发红变硬，3个月后基本稳定。张力较大的部位及经常活动的部位可稍增宽。可用弹力绷带包扎或用胶带将切口两侧的皮肤向中间牵拉以防止切口增宽或瘢痕隆起。美容者拆线后的创面，须在医生指导下应用药物或其它方法。作抗瘢痕治疗，以防止切口缝合处瘢痕增生或瘢痕复发。一般是在伤口完全愈合后即可开始使用瘢痕软化药物，使用至术后 3 个月。

（4）面部手术的患者如重睑术

眼袋整形术、除皱术等术后局部及时用冷敷，以利于止血和防止创区血肿。一般冷敷 3~6 小时，术后 48 小时后则改用热毛巾热敷、红外线烤灯或周林频谱仪热疗以促进消除水肿和瘀血。瘢痕体质患者还应每一个月来复查一次，以便根据切口的瘢痕状态作相应的防止瘢痕增生的治疗。

（5）术后换药及拆线时间

眼袋或重睑术后第二天应来院换药，观察局部水肿和血肿情况并可去掉包扎的敷料。瘢痕切除及无创美容缝合者术后 3 天来换药，若无渗出及感染现象可不再包扎，创面每天用 75%酒精消毒数次，术后 5～7 天根据伤口恢复情况更换免缝胶布或拆线。

（6）保持与医生的联系

您应当按照医生的要求按时回院复查，以便医生根据您的情况决定是否需要继续其它治疗。记住主治医生的电话，术后如果您有什么问题请及时与您的医生联系。

（7）安排好护理人员。

（8）术后掩饰准备女性病人应准备的物品有

围巾、墨镜、帽子、油膏、高领上衣、宽松衣服。

（9）家庭用品准备

包括洗漱用品、化妆用品（化妆工具、化妆品）、电话、特殊枕头、便盆等。

64．手术当日应该做好哪些准备工作？

（1）术前一天洗头。

（2）手术前一天夜晚睡前再吃点东西。

（3）术晨洗浴、剃须。

（4）更换清洁的床上用品。

（5）准备好清洁的衣物。

（6）术晨刷牙。

（7）穿平底鞋和旧一些的衣服。如需住院观察，则应准备睡衣、牙膏、牙刷、化妆品、内衣、书、电话号码本、梳子、糖果及随身听等。

（8）眼周手术可备好墨镜，头颈部手术可备好纱巾，因术后局部需要纱巾包扎，患者在术后戴墨镜或包纱巾掩饰。

（9）行上肢手术的患者，应穿开衫衣服以便术后穿戴。

（10）面部手术当天不要化装，颈部手术不要佩戴饰物。

（11）全麻或硬膜外麻醉手术当日晨应当禁食水。

（12）手术当日应洗澡。

65．美容手术前后为什么要禁食？

除一些在局麻下完成的小手术外，大多数美容手术在手术前都有饮食的规定，这些规定是为适应手术前后机体的变化制定的，有利于手术的顺利完成和手术后的顺利康复。禁食就是在规定的时间范围内，病人不能进食，也不能饮水。全麻病人，术前6小时不能进食、饮水，由于多数病人已经习惯了一日三餐、饥餐渴饮，饥不能餐、渴不能饮的禁食过程可能不太好受。但是，这些暂时的痛苦可以从以下收益中得到补偿。①术前禁饮食后，手术麻醉时胃处于排空状态，这就可以避免麻醉后胃内容物返流入气管造成的窒息及肺部并发症。②手术以后，由于麻醉、卧床等的影响，胃肠功能减退，过早饮食可造成腹胀等并发症。对于全麻、硬膜外麻醉及腹部手术的病人，术后一定时间的禁食是防止这些并发症的重要措施。

66. 美容手术前后饮食有什么讲究?

对人体来说，一次手术就是一次严酷的战役，能否在战斗中获胜并赢得丰厚的战利品即最佳的手术效果，手术前的备战状况往往起决定作用。“兵马未动，粮草先行”，对人体来说，手术前的营养储备和行军打仗的“粮草先行”没有什么两样。

手术前正行节食减肥的病人，美容手术的前一周一定要中断节食，给身体一段休养生息的时间。况且现在市场上出售的减肥食品或药物很多含有导泻和利尿成分，长期服用可能造成机体内环境的紊乱，而机体内环境的严重失调会给手术带来很大的风险。使用这些食物或药物的病人术前应将药物种类、服用时间等细节内容告诉手术医生，以便行必要的术前检查或准备。由于手术后，身体的蛋白质消耗可能增加，病人术前2周就应开始进补。动物食品所含氨基酸种类和人体内氨基酸种类最接近，术前应多进食动物蛋白类食品，如猪肉、鸡肉、兔肉等。当然，喜食素食的病人，无需因此改变饮食习惯，通过增加植物蛋白的摄入量，一样可以获得全面营养。

人体胶原蛋白的合成不足会影响切口愈合质量，术前病人可增加胶原蛋白含量丰富的食品如猪皮等的摄入。

术前血脂过高的老年病人，术后心脑血管栓塞等疾病的发生率增加。有潜在心脑血管疾病的病人，术前应减少胆固醇等脂类物质的摄入。牛肉、猪肉、羊肉等红肉类食物中胆固醇含量较高，摄入这些食物时应加强烹调，去除其中过多的脂肪。

手术后平衡膳食应满足以下各项要求：首先碳水化合物、脂肪、蛋白质三者的比例恰当；其次是足够的热能；最后是能供给各种无机盐、足够的维生素、适量的植物纤维素。这就要求膳食中有足够量的谷类、豆类、蔬菜类、水果类、肉类、乳类、蛋类、鱼虾类及植物油。一般来说，可按粮食占膳食总重量的41%，肉蛋鱼奶和豆类制品占16%，蔬菜水果占41%，油脂占2%来安排膳食。粮食类食品每日大约需500～600克，除了米、面之外，做饭时加点绿豆、红小豆等干豆，能补充粮食中的赖氨酸不足，也提倡吃点粗粮。肉蛋鱼奶和豆制品等蛋白质食品，可根据经济状况加以调节，条件好的可多吃些动物性食品，条件差的可多吃点豆类食品，一般每日摄入50～100克瘦肉、1个鸡蛋和50克豆类就能比较好地满足机体对蛋白质的需求。蔬菜水果类食品每天至少要吃500克，其中一半应是绿色蔬菜，品种也应尽量多些，条件好的应多吃些水果。油脂类每天25克比较适宜，以植物油比较理想。

术后进食除注意营养物质的摄入外，更主要的是饮食种类的选择。美容手术病人的常见饮食种类（依病人术后进食的一般顺序）有流质饮食、口腔半流质饮食、半流质饮食、软食、普通饮食等。

（1）流质饮食

流质饮食是一种呈液体状态的饮食，这类食物主要有牛奶、果汁、菜汁、豆浆、浓的鸡鱼肉汤类及不含渣滓的粥类等等。流质饮食适于口腔颌面部美容手术及腹部会阴部美容手术术后进食初期的病人。由于这种饮食营养成分含量相对较少，为保证充分的营养供给，进食次数应相应增加。可每日进食6~7次，每次一小汤碗。

流质饮食虽呈液态，但在制作过程中应注意饮食中营养物质的含量，并在条件成熟时及时向其它饮食过渡。

（2）半流质饮食

口腔颌面部美容手术的病人，由于手术局部需制动或手术部位的疼痛常不能进行咀嚼，也就不能进食块状食物。但这类病人胃肠功能良好，再加上手术后的应激状态，流质饮食不能满足其饮食要求。这时，可将肉、菜、面食、水果等制成糊状，不需咀嚼即可吞咽，从而使病人得到饮食上的饱腹感而又不对伤口造成伤害。进食次数为每日5~6次。

（3）软食

是一种从半流质向普通饮食的过渡性膳食。特点是碎、烂、软易于咀嚼吞咽及消化，有米饭、馄饨、面条、饺子等。适于低烧病人、胃肠功能稍差的腹部手术病人以及能开口缓慢咀嚼的口腔颌面部手术病人。一般每日进食3~4次。

（4）普通饮食

大多数美容手术病人无消化及咀嚼功能障碍，在饮食种类上无特殊要求，只要可口，病人喜食且富含病人需要的营养即可。进食次数和平时一样。

67. 怎样合理搭配饮食？

为保证充分的营养摄取，美容手术病人在食物选择上可遵守以下原则：

①不偏食。

②重视主食的摄入。

③荤素合理搭配。

④进食一定量的水果。

⑤勿乱添补品。

合理的饮食搭配和鸡尾酒式的配餐方法是两个截然不同的概念。病人需要重视饮食的平衡，但并不需要每餐都要七珍八味，过多的东西堆在食欲不佳的病人面前或许使病人更加反胃。

美容病人及家属应了解各种营养成分在不同食物中的含量，合理搭配饮食。这是病人术后顺利康复的物质基础。但是，这并不是说每个人都要成为营养学家，大体了解常见食物所含的营养成分就可以了。

各种食物所含的营养成分有一定的差别。一般来说，蔬菜水果类食物维生素、粗纤维含量较多，能促进切口愈合，防止术后活动减少导致的便秘；粮食类食品是碳水化合物的主要来源，提供机体康复过程所需的热量，但过多进食可造成肥胖；肉类食物蛋白质含量高，能提供大量的氨基酸用于创伤修复，但肉类食物胆固醇、脂肪含量也较高，过多进食也会造成肥胖。

68. 手术后饮食应该如何制作?

在这里我们给美容手术患者提供一些常见饮食的制作方法，想必对您的恢复有好处，手术后要在医生的指导下进食。

(1) 流质

流体饮食包括牛奶、果汁、菜汁及各种汤类。

果汁菜汁的制作：现在已有专门制作果汁的果汁机，可利用这类机械制作果汁菜汁。没有这类机器也可徒手制作，方法是：将水果、蔬菜洗净，切碎，水果去皮去核，捣碎成烂泥状，然后将捣碎的水果泥或菜泥放在干净的大纱布袋内，用力将汁液挤出。果汁、菜汁挤出后即可服用，也可加热后服用。如果原汁太浓或口感不好，可加水稀释或加入适量的庶糖等调味品，也可将菜汁和鸡汤肉汤等配合服用。鱼汤的制作：将鱼洗净，加入一定量的水，先用急火烧开，再用文火烧至汤汁变白后加盐及佐料即可出锅。出锅后用大纱布过滤，汤汁供病人服用。

(2) 半流质

食物呈半流动状态，包括米粥、蛋羹、肉冻等。

牛奶粥的制作：将适量大米用清水淘净后入锅，加适量的水，先用大火烧开，再改用小火煮成粥，然后将牛奶(用量可自己掌握) 对入，再煮沸两次即可。

蛋羹的制作：将 2 枚鸡蛋打入干净的碗内，加少量的水、食用油和食盐，用竹筷将蛋黄和蛋清打匀。在锅内放入适量清水，将盛有鸡蛋的碗放入锅内加热蒸熟即可。

(3) 口腔半流质

食物呈稀烂糊状，包括烂面条、蔬菜、水果泥等。

蔬菜、水果泥的制作：方法同果汁、菜汁的制作，只是不用将汁液挤出。

烂面条的制作：将黄瓜、肉剁成碎末，将面条（最好用鲜面条）切成0.5厘米长的段。先将黄瓜和肉末加油盐以及其他佐料煮烂后，再将面条加入煮成糊状。

（4）软食（包子、水饺等）和普通饭食

可根据个人的习惯进行制作。

第五章　美容手术协议书及照相

69. 求美者为什么要与美容医生签订手术协议书?

任何手术都有一定的风险，手术协议书就像一本浓缩的美容手术科普读物，它告诉病人将采取哪种手术方式，能达到什么样的手术效果，病人将面临什么样的手术风险等等，所有这些都是美容医生需要实实在在告诉病人的，也反应了医生对手术本身的认识。只有病人接受这些事实，愿意去面对这些风险时，手术才有进行的可能。

在走进手术室前，美容医生和求美者对于手术也应达到一定的共识，否则，双方则可能不欢而散。手术协议书的签署是达成这种共识的标志。

然而在现实生活中，一些美容病人不去认真阅读手术协议书，有的病人甚至怀疑其真实性。这两种态度无疑会给医生带来极大的麻烦，给手术本身造成极大的损害，给医患之间埋下医疗纠纷的祸根。

因此，美容手术者不仅要重视手术协议书的内容，而且必须与医生共同签订手术协议书。

70. 求美者应该以什么样的态度对待手术协议书?

在美容外科的现实工作中，常常会出现两种情况：

第一种情况是：一些人不愿读透手术协议书，对手术表现得很随意、很坦然，并不把手术风险放在心上。但是，当手术并发症真正出现时，她们却变得很沮丧，有的甚至痛哭流涕。许多美容医生都经历过这种尴尬的局面。

第二种情况是：读透手术协议书的人，有的会走向另一个极端。她们认为，手术协议书是医生推卸责任的一种方式，签署手术协议书对她们来说是不公平的。这些人大都懂法，善于利用法律武器保护自己的权利。由于她们并不了解人体的复杂性，不了解手术风险的成因，因而过多地把手术风险归咎于医生的人为因素，把个人的利益和权利凌驾于手术本身，即她们必须从手术中获利，风险应该由医生承担。这种一厢情愿的交易肯定无法继续进行。

其实，手术协议书并不是给病人设下的陷阱，而是医生为病人绘制的探险图。它告诉病人到达光辉顶点的路径，路上有哪些险途，几座关隘；有多少人在峭壁上失足，又有多少人在险关前倒下。一位聪明的探险家不会毫无准备地踏上征途，一个理智的病人也不应该糊里糊涂地躺在手术台上。读透手术协议书的病人，可以仔细地权衡手术利弊，看看它是否值得自己去冒险。

71. 求美者可以拒签手术协议书吗？

不可以。如果求美者不签署手术协议书，美容医生为其施行了手术，则对双方都是一种隐患。

72. 手术协议书一般应包括哪些内容？

签署手术协议书时，医生一般向求美者交代以下三个方面的问题：①手术方案以及可能达到的美容效果，哪些问题可能解决不了。②术中术后可能出现哪些并发症，会有什么样的后果，有哪些解决方式。③并发症出现后，医疗责任由谁来承担，如果需要进一步治疗，医疗费用由谁来支付。

73. 美容手术前后为什么要照相?

整形美容的目的是为了创造美、创造形象。但是，形象是很难用语言表达的，特别当这种形象需要精确描述时。美容外科不能用“阿里山的姑娘美如水”这类语言记录一个人手术后的美貌，医学语言的记录如睑裂宽、重睑等也很难让人有直观的印象。影像技术却不同，它能真实生动地记录下一个人手术前后的形象，这无论对手术方案的制订还是手术效果的评价都是极其重要的。

影像资料不但能真实地记录形象，而且还能反映出甚至连病人或医生都不能察觉的微小畸形存在，有时这些微小畸形会在术后表现得十分突出，给病人带来新的美容心理问题。术前通过影像资料及时发现这些微小畸形的存在，就可能避免手术后的被动。

人类最容易忘记形象的东西，特别当这种形象使人产生抑郁厌恶的不良情绪时更是如此。美容手术后，许多病人在较短时间内就忘记了手术前的形象，没有手术前后的照片作对比，有的病人很难体会到手术的美容效果。

影像资料还有其重要的医学科研价值，通过将各种畸形、术式有关的影像资料整理比较，美容医生能发现自己的不足之处或先进的东西，从而推动美容事业的发展，更好地为病人服务。

74. 手术前后的照片能说明什么?

为了获取和保存影像资料，美容外科医生使用了各种先进的影像技术。但是，先进的技术并不能够创造出完全真实的东西，有时先进的技术也会被用来创造虚假的东西。在美容咨询时，应该用批判的眼光来欣赏咨询医生所展示的艺术作品。

（1）能够真实反应手术效果的照片应该是：手术前后照片的拍摄部位相同，拍摄部位的拍摄范围和角度相同，相机镜头和拍摄部位的距离相同，拍摄部位的形态（发型、着装、姿势、表情、使用的化妆品等），拍摄时摄影室摄影条件（光线、背景、物品摆放等）及相机的摄影条件（快门速度、光圈大小）相同。但是，由于各种因素的影响，手术前后照相时这些条件不会完全一致，常见的摄影条件变化及其产生的结果如下：摄影距离不同，远距离摄影不能显示面部瘢痕及细小皱纹等细节内容；摄影角度不同，这在鼻部手术时十分重要，角度不同，显示的鼻高等鼻部形态不同；光线强度不同，较强光线可掩盖一些面部细节；背景颜色不同，这会造成面部及瘢痕的颜色失真；发型、着装、表情的不同，这些外表变化能够转移人的视线，从评价手术转移到评价人，以对人的评价代替对手术的评价。

（2）术后照相时间的不同也会影响对手术效果的评价。手术后的照相时间有的在拆线后，有的在手术 2 周后，还有 6 周后照相的。从真实反映手术效果角度看，照相时间离手术时间越远越好，因为这时肿胀及其他术后反应已趋于消退，手术结果已基本稳定。但是，离手术时间越远，获得照相资料越困难，不但病人不会合作，就是医生也会把这事淡忘。因此，多数术后照片是在手术后不久即病人出院前照的，这时，肿胀及其他手术反应不可避免会影响手术的真实效果。

(3) 照片失真也并不全是医生的责任，病人对手术前后照相的态度、照相前的准备情况同样会影响照片的真实性。病人态度对照片真实性的影响主要表现在不同表情对面部形态的影响上；照相前的准备主要表现为着装、发型、照相姿势的变化，这些变化使手术部位处于不同的视觉背景下，从而产生视觉扭曲。为了消除这些影响，在手术前后照相时病人应按医嘱配合医生的工作。

75. 求美者是否应该接受拍照?

求美者在协议书上签字是允许医生进行拍照的郑重承诺，也是对自己肖像的有效保护，一些协议书中明确规定了照片资料的使用权限，超越这一权限使用即构成对病人隐私的侵犯。这时，你可以理直气壮地捍卫自己的尊严。未成年或因其它各种原因不能签署协议时，协议书将由监护人签署。

76. 拍照前应该做哪些准备?

做好拍照部位的清洁工作以显示局部的真实肤色和形态，已经化妆的部位应卸妆后再行拍照。确定好每次拍照时的衣着、发型等，妥善保管好自己的物品以免换装时丢失。

77. 求美者应该如何保护自己的肖像权和隐私权?

可让医生在照相室或较僻静的地方拍照以便有效保护自己的隐私，躯体敏感部位如乳房、会阴部位的照相可要求医生在查体时一次完成。拍照时要按医生的要求摆好体位，勿忧勿笑，严肃认真。

除非产生医疗纠纷等特殊情况，否则照片一般不会出示给求美者本人，更不能让求美者带走。在发生医疗纠纷时，你应学会从照片资料上了解手术效果，这时，最重要的是仔细观察照片，让手术医生指出手术前照片和手术后照片有何差别。

78. 求美者的照片能当宣传材料吗?

许多求美者行美容咨询时要求看其他人手术前后的照片，然后为自己做美容手术抉择提供更直接的依据。对一些求美者来说，既然你已经看了别人的照片，你的照片也应当同样供他人欣赏，因为只有这样才是公平的。但应注意，虽然在手术协议书中已明确了，病人照片及影像资料，可以做学术交流，但仍应注意照片应只暴露美容手术部位，而遮盖其它部位。

使用一些具有说服力的影像资料，进行美容咨询时，医生对一些问题的说明会更加通俗易懂。例如：教科书上附有大量插图和照片，这些教科书由知名的专家学者撰写，所附的照片都是真实的，有的照片还显示了手术可能出现的并发症，完全能够说明有关的问题，使病人从中获益，同时，这些图片不是咨询医生的工作结果，没有太多的忌讳。医生若有亲自手术过的对比照片，展示给受术者则更好，它可以增加受术者对主刀医生的信任感，使受术者更放心。但若利用病人的照片刊登广告或进行商业活动，则必须征得病人同意，否则便是侵犯病人肖像权。

79. 计算机辅助形象设计在美容手术设计中应用前途如何？

现在，医生可通过计算机为病人设计心中的形象，即所谓在计算机上做手术。这种方式可使人对手术过程及其效果有身临其境的了解，选择并预测自己的术后形象。但是，该技术并不是完美无缺的，它也会给人带来误导。在微机上，再漂亮的东西也是虚拟的，和现实有很大的差距。科幻的东西也许有一天能成为现实，但虚拟的美丽却很难从人身上做出，因为它忽视了人体这个极其复杂的系统，忽视了现实手术中的出血和瘢痕。计算机模拟手术的惟一优点是可以从屏幕上显示病人所期望的形象，医生手术时可以心中有数。

但手术效果要完全达到电脑上所设计的效果是不现实的。

80. 美容医生绘制的草图可信吗？

绘画草图是整形美容医生的基本技能，通过草图，可以使病人了解医生的手术意图及手术后可能产生的结果。这种草图不会太精确，但它是可信的，通过它，病人可以更好地了解手术过程、能够解决的问题和可能达到的手术效果。

81. 光盘上的资料可信吗？

除非是对比较特殊的手术过程进行记录，否则医生很少用录像的方式收集保存影像资料。录像记录的是一个连续的过程，比照片资料更能说明问题。病人很少能够见到和知道这些资料的存在。数码相机、扫描仪等先进机器出现后，许多影像资料以数据库的形式被储存起来，这些资料很容易被复制成光盘、软盘或通过互联网在美容医生之间交流，这种交流在一定程度上有利于美容外科的发展，但也容易流入大众媒体或被一些别有用心的人剽窍利用。原有的形象资料也会被编辑而丧失真实性。

82. 应该怎样看待美容医生为你拍的照片?

手术前后的照片是资料性质的，是求美者现实生活中形象的记录，它不是病人的艺术照，也不像模特的玉照。尽管有些医生是出色的摄影师，但他所能做的只是让照片真实记录手术前后病人的情况，如果医生没有能够在照片中显示你的美女风采，请不要介意，能真实反映手术情况就足够了。

现实中的美丑和照片上的形象并不完全一致。一些模特照片上眼耳鼻唇等面部某一部位看上去完美无缺，美丽动人，但在现实生活中，有的模特五官并不协调。对模特来说，这并不影响其出卖某一美丽器官的肖像，因为只要照片上动人就足够了。普通人却不能靠一个鼻子或一双眼睛过活，有协调才能有美。我们只能期望有最好的结果，但不要期望成为最完美的人。

在手术后的康复过程中，病人常常早晚对镜长吁短叹，因为她总是看不到心中期望的形象。此时，照片可能会有所帮助，通过手术前后照片或术后不同愈合时期照片的对比，病人或许能看到那在逐渐绽放的花朵。即使在术后的照片中并没有找到所期望的结果也不要心灰意冷，耐心等上一段时间可能就会发现一个真正满意的自己。

第六章　美容手术后的注意事项

83. 美容手术室是什么样的环境?

病人常对手术室感到恐怖，认为那是冷酷、没有温馨的地方。其实，现代化的美容手术室和宾馆旅店没有什么差别，有的甚至超过星级宾馆的标准。求美者在这里闻不到血腥，见不到白色恐怖，感受到的只有和悦的微笑和无微不至的关怀。无论是接待还是回答病人的咨询，医护人员总是莺声细语，娓娓而言。手术室里有休息和娱乐场所，求美者不会感到无聊和烦闷，有轻松音乐的陪伴，更不会感到寂寞和压抑，就是手术台也不是坚硬冰冷的，它有席梦思的柔软，有榻榻米的柔韧，躺在上面，决不会感到腰酸腿痛。

手术过程中，医护人员对求美者体贴入微，每时每刻，你的所思所虑都会挂在医护人员心上，他们会时常询问你的感受，解除你的疑虑，缓解你的紧张。手术过程是严肃而又紧张的，但手术室的氛围却轻松愉快。

84. 进入手术室应该如何适应受术者的角色?

对没有经历过的事人们总是显得忐忑不安，而一旦开始了这一历程，任何恐惧和担忧都会消失，都会变成坚定的信念和无畏的勇气。因此，如果你已决定手术，与其坐卧不安地等待，还不如使自己提前进入角色。

手术不是躺在手术台上才算开始，病人进入手术室后，医护人员还要让病人进行一定的术前特殊准备，这些准备是手术不可缺少的一部分，也是病人完全可以自己提前进行准备的部分，这些准备包括：

①换服装，寄存物品。手术室不是卧室，在进入手术室前，如果无须更换手术室内特定的服装，那么，病人应确定好手术时的着装（手术时的着装应简洁，宽松），将不需要的衣服交陪护人员保管或在手术室寄存。术前病人还应妥善保存好随身携带物品，以免手术中牵肠挂肚。

②手术部位的清洁。任何手术都需要对手术部位进行消毒。局部的清洁情况会影响手术的消毒效果。进入手术室前，求美者要清洗面部，不能有化妆品和护肤品残留。

③头发梳理。去除各种发卡，松解头发的盘扎，便于医护人员包裹头部等操作。

④摘下饰物。项链、耳坠等饰物不但会影响手术操作，而且还会被消毒液污染侵蚀，可于术前摘下并妥善保存。

⑤特殊用品的准备。有些手术术后可能需要一些特殊用品，如弹力裤、乳罩等。尽管有的手术室内有这些特殊物品，但不一定能完全符合每个人的要求，求美者最好提前做好准备。

当然，求美者还可对术后工作生活的安排重新检查一遍，如有可能，仔细询问手术医生术后需要注意的问题等。完成这些准备工作后，你可能就已经躺在手术台上开始手术了。这时，你会感到一切都很顺利，都那么顺理成章。如果这些工作还不足以打发手术前的时光，那么，就去听听音乐，看看报纸，跟亲人谈一些开心的话题。严肃的手术不能由紧张开始，轻松地进入才能愉快地走出。

85. 美容手术进行中受术者会有什么样的感觉?

经历手术过程不像经历甜美的梦乡，但手术过程也并不是只有疼痛不适，手术过程中，不止一位受术者告诉医生说:“我原以为很痛苦，现在觉得还可以。”

求美者在术中的感觉因麻醉类型不同而有所差别。全麻者对手术过程不会有任何知觉，更不会感到有什么痛苦。其它麻醉方式的病人可能没有全麻病人那么从容，因为他们要体验手术，品味手术。

他们首先要感觉消毒剂的凉爽，消毒面部时还要忍受刺鼻的味道。在所有消毒剂中，75%的酒精最常用，它就像高浓度的酒，擦到脸上，浸到眼里，流进嘴里都令人难以忍受，但如果你用口呼吸，刺鼻的气味可能就不会伤害你，如果你及时告诉医生眼部发生的不适，他也会帮你擦去浸到眼中的液体，消除那火辣辣的感觉。有时，医生为了提高消毒质量而加重消毒时的力度，你会感到皮肤被擦得刺痛，这时，你可提醒他，告诉他你的皮肤需要温柔的呵护。为了保证手术过程无菌，消毒完后，医生还要用无菌巾将你保护起来，这时，无论是包的太紧使你感到局部疼痛还是盖的太厚使你大汗淋漓，你都要告诉医生，他们可以给你松一松包得太紧的敷料，也可以为你打开空调直到你感到舒服为止。

美容手术多在局麻下进行，注射麻药可能是整个手术中最痛苦的时刻，但那也不过是一针之痛，一旦注入一些麻药后，就不会再有过于疼痛的感觉。身体的不同部位在术中的痛感程度不同，神经丰富，质地较韧的部位如内眼角、头皮、鼻尖等疼痛较重些，而腹部、眼睑、鼻、背部等部位的疼痛要轻些，但无论对疼痛的敏感程度如何，只要完全被麻药浸润，术中一般不会有疼痛的感觉。

除痛感外，受术者术中还会有牵拉感，这在眼袋手术去除眶隔脂肪时表现得尤为突出。过度的牵拉还会造成疼痛。牵拉感还出现在医生牵拉暴露术野的过程中。

医生手术离不开灯光，强烈的灯光有时让人感到“眼花缭乱”。在强烈灯光的刺激下，受术者往往不敢睁眼，而一些眼部手术如重睑术等又需要病人做睁眼闭眼动作以观察手术效果，这时，医务人员一般将灯关闭或用手遮挡光线，如果医生忘记，你可提醒医生。

86. 美容手术后切口愈合分哪几个阶段？

切口愈合包括三个阶段：①急性期即炎症反应期，为手术后的 2 周内。②稳定期即切口的瘢痕愈合期，为手术后的 3～6 周。③伤口的改建期即瘢痕成熟期，为手术后第 7 周～6 个月。这三期是一种人为的划分。根据病人的体质、年龄不同会有所差异。年轻人体质好，术后得到充分休养的人会恢复快些。反之，则会慢些。

87. 手术后急性期创面的哪些表现属正常？

手术部位常见的表现不外乎肿胀、青紫、麻木等，但在不同手术部位，不同的手术，其具体表现可能有所不同。以下是部分手术去除包扎后常见的局部正常表现。

①眼袋整形术后下睑肿胀、青紫。

②重睑成形术后上睑肿胀，重睑不自然。

③隆鼻术后局部肿胀、青紫、过高。

④隆颏术后局部肿胀、疼痛。

⑤巨乳缩乳术后肿胀、麻木、瘢痕明显。

⑥隆乳术后乳房过大、肿胀、麻木。

⑦腹部吸脂或切除术后局部肿胀、不平、青紫、麻木。

88. 美容手术后急性期哪些表现不正常?

在急性期，一些不正常表现可能预示着严重并发症的出现，及时发现这些并发症并进行相应的处理有助于防患于未然。应引起重视的不正常表现如下。

①严重的双侧不对称，如隆乳术后双侧乳房不对称，双侧重睑不对称等。

②功能丧失，如除皱术后一侧面部运动丧失，重睑术后上睑抬举无力，眼袋术后下睑外翻等。

③畸形没有得到有效的矫正，如招风耳矫正术后外耳依然向外伸出等。

④严重的假体位置偏移，如隆颏术后新形成下颌位于颏下，隆鼻术后鼻部偏斜等。

⑤病人感到严重不适。

⑥手术局部有明显块状隆起。

⑦体温超过 38℃。

⑧部分或全部切口裂开。

⑨切口红肿，流脓。

⑩部分皮肤紫黑。

89. 应该怎样处理急性期不正常的表现?

即使手术后急性期出现了以上不正常现象，也不要着急。因为烦躁的情绪只能加重病情。正确的方法是应及时通知手术医生，由医生分析情况，采取以下不同处理方法：

①需要重新手术的，应立即重新手术，矫正畸形，制止出血，清除血肿。重新缝合切口。

②若发现有感染可能，则应全身应用抗生素，伤口湿敷或定期换药。

③若发现血液循环障碍，应查明原因，如包扎过紧，应立即重新包扎。使用血管扩张药物解除血管痉挛，促进血液循环。

④密切观察病情变化。

90. 手术后稳定期有多长?

稳定期的长短有其特殊的时程规律，多数人为 4 周。老年人比年轻人长一些，身体健康的比不健康的短一些。此外，一些特殊情况引起的机体应激反应也可造成稳定期延长。常见的术后应激诱因包括：寒冷、手术切口的轻度损伤、过度运动、过度操劳、睡眠过少、气愤、焦虑等。一般情况下，即使是轻度的应激，稳定期也会延长 1～7 天。

91. 手术后稳定期常见的问题有哪些?

(1) 双侧不对称

同时在身体双侧实施的手术如隆乳术、重睑术等，会出现一侧的愈合比另一侧快，看上去似乎双侧手术不对称。其实，人体本身就不完全对称，每个人都有自己的优势侧。在稳定期，优势侧恢复的会快些。这种差别只有病人发现双侧手术部位不对称后才会知道它的存在。另外，优势侧的伤口也不象对侧那么疼痛难忍。一些小的并发症在发生上也有单侧性倾向，如一侧发生感染而另一侧正常，一侧可能出血较多发生肿胀而另一侧不会。这些小的并发症会导致局部肿胀时间延长，有的甚至长达12周。

(2) 不良幻觉

有些人的身体在外形上并不完全对称，但在日常生活中却没有注意到这种细微的差别。手术后发现这些差别，病人就把它归咎于手术医生。最后即使稳定期已经结束，病人还会有尚未痊愈的错觉。

(3) 瘢痕显露

稳定期内，瘢痕增生最为明显，表现为瘢痕隆起、颜色变红。这种变化在瘢痕体质的病人更为明显，瘢痕呈瘤状隆起，并且十分坚韧。稳定期瘢痕增生是机体的一种自然修复反应，病人不必为此忧心忡忡。稳定期后，瘢痕会逐渐软化平复。但是，如果发生明显的隆起性瘢痕，则应采取积极的处理措施。

92. 如何才能平稳度过术后稳定期?

愉快度过稳定期的最好方法是等待。无论对手术结果多么不满意，此时决不是再次手术矫正的时候，原因是：①在稳定期，手术部位尚十分脆弱，再次手术无疑是雪上加霜。②手术结果不满意可能是局部肿胀引起，有自我修复的可能，如果重新手术，不仅手术难度增加，而且也不可能有好的结果，有时甚至更坏。当然，在稳定期即将结束时，如果所存在的问题仍很明显而再次手术不可避免的话，继续等下去是不明智的，医生也会同意再次手术。

肿胀消退是稳定期结束的标志，它富有戏剧性，可能在一夜间完成，睡前手术部位还和一月前相同，但清晨醒来后却发现肿胀完全消退了；也可能是苦苦的等待，延续一周左右甚至更长的时间。

93. 术后瘢痕改建期有哪些表现?

手术 6 周后，创面基本愈合，但机体对切口部位的改建仍在继续，改建内容包括切口瘢痕、局部感觉和肤色等，表现为瘢痕开始软化、感觉逐步恢复，皮肤颜色逐渐和周围一致。这种改建会持续数月乃至终生，但一般来说，6～12 个月后，改建过程已基本完成，这时，如果手术效果仍难让人感到满意，则可重新手术治疗。

94. 预防手术后出血和肿胀有什么好办法?

这里我们向您介绍两种预防手术后出血和肿胀的办法。

首先，病人应注意手术局部的制动，使手术部位处于相对静止状态。比如，手术后 3 天内，眼睑部手术病人应少看为宜，面颊部手术病人则少说为佳，四肢关节部位手术病人应多静少动，胸背等躯干部位手术病人应防止挤压。

另一种方法是局部冷敷，通过局部血管收缩，减缓血循环速度来减少出血的发生。此外，冷敷还有一定的镇痛、消炎、消肿作用，因为局部温度的降低可抑制痛觉传导，减少局部液体渗出。

95. 手术后冷敷有哪些注意事项?

由于长时间局部冷敷会延长切口愈合时间，因此，术后的冷敷不宜超过12小时。如果局部有包扎敷料，还要用塑料纸保护，以免将敷料浸湿而失去保护作用。手术后，手术局部皮肤感觉减退，使用冰块冷敷时不能使其直接接触皮肤，每次冷敷时间也不宜过长，以避免局部皮肤冻伤。如果冷敷一段时间后局部出现痒痛红肿，则说明有轻度冻伤发生，应立即停止治疗并加强局部保暖。正确的冷敷方法是：①将毛巾浸入含有碎冰块的冷水中，取出拧干后敷于手术局部，每次治疗时间约为15～30分钟。②将冰块捣碎放入橡胶冰袋中敷于手术局部，冰袋也可用市售袋装冰块代替。

96. 预防手术后感染有哪些办法?

引起手术后切口感染的因素很多，除了与消毒条件、手术操作等有关外，病人应从以下几个方面加以注意，有利于感染的预防：①注意休息和饮食营养（详见有关章节)。②选用适当的抗菌药物预防感染，原则是：早期、足量、短程。

早期是指从手术前即开始预防应用抗菌药物效果更好。

足量是指抗菌药物的抗菌谱要广，药量要足够。

短程是指预防用药一般3～5天即可，过长则只会增加其副作用。具体选用应在手术医生的指导下进行。

③定期切口换药是预防切口感染的主要护理方法，但在血运丰富部位如眼睑、面部，频繁换药也不必要。切口

换药一般由医护人员负责，手术后切口换药次数和换药时间病人应遵守医护人员的约定。

97. 热疗的作用有哪些?

局部热疗是消除肿胀的有效方法。这是因为局部热疗可直接引起血管扩张，血流加速。在这种扩血管效应的作用下，创伤局部营养改善，血管淋巴管等组织新生增加，局部渗出物吸收增加。另外，血循环的改善有助于清除手术创伤后局部遗留的有害化学介质，局部“垃圾”的清除可进一步减轻局部水肿，促进局部的修复。

98. 美容手术后热疗的方法有哪些?

热疗的方法很多，简单易行的方法有：①将毛巾浸入50℃左右的温水中，取出拧干后敷于局部。②将热水装于橡胶袋或盐水瓶中敷于局部。③取一45瓦或60瓦的白炽灯泡，加反光罩后保持一定距离烘烤局部。热敷注意勿烫伤。

99. 术后热疗有哪些注意事项?

热疗只有安全有效地使用，才会达到一定的治疗效果，否则会弄巧成拙。首先，手术后绝对不能立即热疗，2～3天后，手术局部渗出和出血趋于停止，这时可以用不太高的温度进行热疗，过高温度应绝对避免。术后局部皮肤感觉减退，过高温度不但可能加重渗出和出血，而且还会烫伤局部皮肤。热疗温度以局部感到舒适为准，每次热疗时间约20分钟。其次，手术后的半年内，切口瘢痕处于不稳定期，这段时间内局部热疗有可能促进瘢痕增生，术后 6 个月内应避免直接切口部位热疗。另外，使用白炽灯热疗时应注意安全，不要随意移动身体，以免触电或碰触灯具引起灼烧。烘烤时注意局部颜色，有水泡出现时应立即停止热疗，抽出水泡内液体，局部涂龙胆紫或其它治疗烧伤的药膏，如京万红、獾油等。

100. 手术后预防切口瘢痕增生的方法有哪些?

任何美容手术，要想达到完全无瘢痕是不现实的。美容医师的责任是选择隐蔽或术后能掩饰的切口、术中采用微创操作、切口采用美容缝合方法并教会病人术后有效预防瘢痕增生，把瘢痕的形成降低到最低限度。这些有效的预防方法是：①注意切口局部清洁，避免抓挠，防止切口部位感染。②局部加压，切口部位弹力绷带加压包扎可有效预防瘢痕增生，加压在局部愈合后应立即开始，压力要适当，要有持之以恒的精神，犹犹豫豫开始，松松垮垮带上，断断续续使用则起不到应有的预防治疗效果。如果病人感到压的过紧难以忍受则可稍微放松以减轻压力，但绝不能解除。加压时间为 3～6 个月。③手术后 2～3 周开始应用一些预防瘢痕的药物：如外用硅胶贴片、康瑞保、糖皮质激素类药物以及中医中药（详见本书第十五章）。

101. 美容手术后何时恢复性生活为佳?

性生活会明显增加面部血流，这在术后第 1 周会增加出血的危险性，因此，术后第 1 周应绝对避免性生活。术后第 2 周，肿胀依然存在，缝线尚未拆除，尽管这时性生活不会因血流增加而造成出血，但却会使肿胀更加明显，性生活仍不安全。即使拆线后，愈合的切口仍很脆弱，轻微损伤即会造成吻合口的重新裂开，所以，性生活的安全期是在手术半个月以后。

102. 美容手术后如何做好局部皮肤护理?

多数美容手术是在人体表面做工作，这些表面文章做的好坏，能否“留芳百年”，和局部皮肤健康息息相关，做好了皮肤的护理保健，也就留住了美丽。皮肤的护理保健可通过局部皮肤按摩，注意饮食营养两方面进行。

103. 正确的按摩手法是什么?

正确的按摩手法应满足如下要点：

①持久，即按摩动作应正确切实地持续一定时间，不能像蜻蜓点水。

②有力，即按摩动作要有一定力度，不能像春风拂柳一样飘柔。

③均匀，即同一手法在同一部位的操作过程中，压力要维持在相对稳定的水平上，不能忽轻忽重。

④柔和，即尽量减少对皮肤和其它组织的不必要损伤。柔和并不是不用力，而是注意对按摩部位的呵护，不用蛮力。

正确的按摩操作手法，在非穴位部位按摩时基本上是无痛的，即使在穴位部位出现疼痛，也多为暂时性的，操作完毕疼痛即会消失，如果一次按摩操作后局部皮肤持续疼痛不止，则说明操作手法有问题。

104. 常用的美容按摩手法有哪些?

①摩法：用指腹或手掌贴附在体表一定部位或穴位

上，做有节律的环转运动。

②捏法：用手指夹捏治疗部位。

③揉法：用手掌大鱼际掌根或手指罗纹面在一定部位或穴位上做轻柔的回旋揉动，多用于头面部。

④点法：用手指、屈曲的指关节或肘尖用力按压局部。

⑤推法：用拇指、食指或中指指腹用力在体表推动，适用于头面颈部。

⑥搓法：双手掌面相对，用力夹住肢体沿一定方向搓动，适用于下肢。

⑦抹法：用双手拇指指腹贴皮肤做往返推动，适用于头面部。

105. 按摩前应做哪些准备工作?

(1) 剪短指甲，洗净双手。

(2) 准备按摩油等按摩用品。

(3) 双手相互搓热。

(4) 温开水洗净局部然后用毛巾擦干。

106. 常用的按摩方法有哪些?

美容按摩的方法依部位的不同而有所变化。这里介绍常用的十种不同的美容按摩方法。

①浴面：双手从人中向上经鼻侧至额部，从额部中间向两侧经眼角下降后再经颧部下降至口角，如此循环往复，每日 2 次，每次 30 遍。

②明目：点睛明穴，揉太阳穴，以出现酸胀感为度。然后在上下眼睑由内向外用抹法按摩，以感到皮肤温热为

度。

③通鼻：用右手食指点按迎香穴，以出现酸胀为佳，每日 2 次。

④润唇：用手指从中间向两侧同时按摩上下唇。

⑤丰乳：A. 以手掌从下向上送乳房 10～20 次，力度要适宜，上送时手掌不能超过乳头水平。B. 以乳头为中心做环行掌揉 20～30 圈。C. 将手掌置于乳头部，反复轻压乳房 1 分钟，每分钟 30～60 次。D. 用手指揪捏乳头 10 余次后，用手掌从乳房四周向乳头轻轻推按 1 分钟。

⑥秀颈：用大拇指和食指从颈根部画螺旋形向上按摩，双手左右交替。按摩时头尽量后仰。

⑦乌发：双手十指张开微曲，用指梳法自前额发际沿头部正中梳理至枕后发际，然后梳理头的两侧部，反复操作 2～3 分钟。

⑧收腹：以肚脐为起点，用手掌按顺时针方向在下腹部做圆形按摩 50 次。

⑨细腰：双手虎口展开掐于双侧腰部上下往复搓按局部。

⑩美腿：用双手掌或单手掌从膝关节上方前面正中向上推挤至大腿根部，小腿的按摩方式相同。

107. 美容按摩应遵循的原则有哪些?

同其它任何一种治疗方法一样，美容按摩也应按照一定的正确规则进行。否则也会出现不良后果。这些原则归纳起来，主要有四项：

①循序渐进：每个部位的按摩手法应从轻到重，时间要从短到长，使局部皮肤有充分的适应时间。

②适可而止：每个部位的按摩必须遵循一定的按摩时间，长时间的按摩操作从中医角度可能是正确的，但有可能造成皮肤的机械损伤。

③持之以恒：再好的按摩方法也不可能有立竿见影的效果，按摩的美容效果在于长期有效的实施。

④禁忌：局部有痤疮等感染灶或局部皮肤有破损时不能按摩。

108. 食疗对美容手术后恢复有帮助吗？

食疗保健和按摩一样是祖国传统医学的精髓，在美容保健方面的价值早就引起人们重视，古代有许多美女通过饮食来维持其窈窕的身姿和细润的肌肤，由此给后人留下了许多极其效验的美容食谱和方剂，如西施美容膏、杨贵妃不老丹等。这些方剂不过就是几种食物或草药的搭配，普通病人可以如法炮制。但也不必一味照搬，知道了哪些食物有哪方面的美容功效后，可以创制更适于自己的美容食品。

109. 常见有美容保健作用的食物有哪些？

中国的饮食文化源远流长，方剂如烟，书籍如海，病人完全可以找到适合自己服用的方剂。如果无此闲心，按照自己的美容目的，在下述食物中择其一二食用，久之也许会发如墨、面如玉。

常见的有美容保健作用的食物如下：

①菊花、山药、枸杞子、蒲菜、猪肝、羊肝、青鱼、鲍鱼、螺蛳、蚌等可以明目。

②白芝麻、核桃仁等可以生发。

③黑芝麻、核桃仁、大麦等有乌发作用。

④枸杞子、樱桃、荔枝、黑芝麻、山药、松子、牛奶等有美容颜润肌肤的作用。

⑤菱角、大枣、龙眼、荷叶、燕麦等有利于瘦身。

⑥栗子、酸枣、黄鳝、葡萄等有强筋壮骨的作用。

⑦牛奶、阿胶、乌鸡等可以调补气血。

110．为什么要重视美容手术后的自我调理？

有相当多的病人及求美者都会认为医院应为他们的病情负责，也会对此负责。不错，救死扶伤是医护人员的责任和义务，他们会对任何一位诊治的病人负责，但这并不是说，他们会把任何事情都为病人考虑周全。无微不至地关心病人是很难实现的目标，因为医务人员的时间和精力有限。

完全依赖医护人员在美容外科更不现实。美容外科手术病人多不需要住院治疗，即使住院，也只是短时间的观察。在这么短的住院时间内，医护人员只能对可能出现的医疗问题（如术后出血等）进行观察治疗。对于出院后的病人，医疗随诊只是切口愈合情况的观察和敷料的更换，在有的医生看来，如果切口愈合良好，随诊有时也是不必要的。

针对这种情况，病人信赖医护人员，依靠医护人员的同时，还要善于自己照顾自己。病人要学会适应手术后的特殊生活方式和心理状态，以良好的心态，用更短的时间轻松度过康复期。

手术后的自我调理包括生活调理和心理调节两个部分。

111. 美容手术后应怎样进行生活调理？

手术无论大小，对机体来说都是一种打击；手术后的病人无论在家休养还是住院治疗一段时间，对其生活来讲，都是一个不小的变化。为了能顺利度过这一特殊时期，你应该从如下六个方面加以注意：

第一个方面：要知道手术后，机体处于分解代谢状态，身体需要大量的营养补充，而手术后生理和心理状态的变化，又会使病人食欲不佳，这时，饮食调理就显得极为重要。这时应当注意：①避免挑食。②以愉快的心情进食，方便时可边听音乐边进食。③定时进餐，必要时可少吃多餐。④进餐前不吃零食。⑤少吃点心类食品和油腻的食物。⑥不要对特殊饮食要求难以启齿，也不要怕在饮食上麻烦陪护人员。⑦进餐前 30 分钟可进行适当的活动。

第二个方面：由于手术后的切口疼痛和机体的应激状态，病人手术后行动不便，活动减少。行动不便主要表现在取物和大小便困难需要别人帮助等方面。对此，病人可做如下准备：①经常取用的物品如书籍、水杯、电话等不要放在太远的地方。②适应床上大小便。③着装力求简洁，衣服尽量宽松。④床边准备好拖鞋、拐杖等行走用品。活动减少，长期卧床后，病人会感到十分疲惫，有时感到腰酸腿疼。为了防止长期卧床带来的不适，病人可多准备些枕头，以便坐起时倚靠，还可以在床上做肢体伸展抬举运动，能起床的病人应尽早起床活动。

第三个方面：特殊部位如眼部美容手术后，包扎敷料的遮盖会阻碍视线；耳部手术后，包扎敷料也会使听觉受限。为预防这些感觉障碍造成的危险，在解除这些“障碍”前，病人应有专人护理。在护理人员外出时，病人最好不要轻易动手取物，这在眼部美容手术病人尤为重要。感觉受限还会使病人感到烦躁，病人可通过下述方法改变这种局面：把暂时的感觉功能受限作为一件好事，仔细品味这种不见阳光、难闻丝竹的感觉，把这短暂的几天作为一种特殊的生活体验后，病人不但不会焦躁，反而会为这一难得的收获感到高兴。鼻部手术影响嗅觉和呼吸时，病人要学会充分发挥口腔的功能。但是，长时间用口呼吸会造成口唇干燥，这时应注意保持口腔的湿润，方法有：口唇部涂油膏，多饮水，用湿纱布擦口等。口腔手术影响进食时，除注意特殊饮食的制备外，病人应习惯于用吸管、饭勺进食。

第四个方面：长期卧床还会使病人的睡眠习惯发生改变，有的病人甚至白天睡不醒，夜间睡不着。产生这种现象的原因是病人白天没有打发时间的方法，除了睡觉外别无选择。解决这一问题的方法很多，如看书、看电视、听收录机、和挚友交谈等，同时避免在夜间进行娱乐活动。

第五个方面：处理好陪护探视问题，卧床期间有人陪伴是件好事，但接踵而至的友人探视却是有害的。为了接待这些来访者，病人不得不牺牲休息时间，而且出于对探视者的礼貌和感激，病人虽然行动不便，还不得不支撑着和这些人打招呼，甚至需要坐起送客，这必然要消耗一定的精力和体力，影响身体的顺利康复。避免这种尴尬局面的方法有：①不要让太多的人知道你手术的事。②康复期间少接或不接电话。③让家人出面接待来访的朋友，转达你对他们的感激和不能面见的歉意。④对于不得不见面的来访者，最好事先进行预约，并将预约时间定在精神状态较好的时段。⑤尽量不约见会给你带来精神压力的来访者，如公司同事、客户等。⑥除专门的护理人员及家人外，休息室内最好不要再有其他人。

第六个方面：进入术后恢复期以后，病人可以恢复一定的工作，但一些重要的事情如签协议、作计划等最好放在病愈上班后，更不要因为它的重要性而终止休息，否则影响康复。

112. 美容手术后应怎样进行心理调节？

在普通外科领域，手术后的病人由于病痛的解除常有如释重负的轻松感。但在美容手术病人，美容手术只是万里长征的第一步，手术效果如何尚不确定，因此，病人常表现出不安，对漫长的愈合过程感到焦虑，对手术结果感到疑虑甚至恐惧，处于既希望手术结果早日出现又害怕手术结果出现的矛盾状态。即使出现好的美容效果，由于不能适应容貌的突然改变，病人也会处于恍惚状态，直至失去心理平衡调节。

术后抑郁有时是由手术对身体的生理抑制作用引起，是生理抑制导致的心理抑制。对于这类抑郁，心理自我调节的第一步是避免沮丧事情的发生。以下是手术后常见的抑郁诱因及预防方法。

产生抑郁的原因	避免方法
(1)看有关犯罪题材的电视节目	(1)注意电视节目的选择
(2)孤独	(2)有人陪
(3)和院外人员交谈	(3)用留言电话,如不愿意可不回
(4)付账	(4)尽量交足住院押金
(5)寒冷	(5)在卧室内安装加热设备

（续表）

(6)担心工作积累	(6)不要和工作单位联系
(7)担心子女	(7)术前安排好子女的生活起居
(8)疼痛	(8)准备好止疼药
(9)黑暗	(9)购买应急灯
(10)和家人发生冲突	(10)如冲突无法避免,应终止联系
(11)长期卧床感到疲惫	(11)洗澡,更换新衣服

当然，这些并不是所有病人都能做到的，也不能防治所有原因引起的抑郁。病人最好有一套适合于自己的抑郁因素控制方案。

抑郁心理调节的第二步是使手术后的生活更美好，心情更舒畅，达到这一目的的方法如下。

方法	如何做
(1)不用做饭	(1)将做好的饭放在冰箱里
(2)看电视	(2)卧室内放台电视
(3)和最好的朋友交谈	(3)床边有电话机
(4)计划下次旅行	(4)准备地图和旅游用书
(5)做拼积木游戏或下棋	(5)购买一些积木和跳棋等
(6)会见亲人好友(避免过于频繁)	(6)邀请他们
(7)长时间的热水浴	(7)将一板凳放在淋浴器旁
(8)买一些很有趣的东西	(8)一旦有所恢复,可每天外出购物一次
(9)做运动	(9)每天走动一会儿
(10)想象你会变得更美	(10)研究过去和现在的照片

但有的时候美容手术病人的不安、焦虑和恐惧主要是由手术效果的不确定引起。病人对手术效果的期望值越高，这些心理表现就会越显著。因此，不但手术前病人对手术效果应有一合理的期望值，手术以后，病人对手术效果也应有合理的期望。

尽管美容医生在手术前不会对手术效果做出确定性的承诺，但是，在手术中医生会告诉病人他能做什么，他将做什么。根据医生的这些“承诺”，病人也许能够想象出手术后的美容效果。手术后，根据手术的完成程度，病人基本上可以对手术效果做出判断。如果手术效果和手术前病人所想象的基本吻合，病人的担忧就真的是杞人忧天了。

手术后美容效果是由人体创伤修复的自然规律决定的，病人的期盼心情可以理解，但是，这种心情对美容效果的出现却有百害而无一利。因为焦虑心情不但会对身体健康造成影响，而且有些病人还会不经医生的同意自己动手处理手术切口或另求“名医”，在这些非合理因素的干扰下，创面愈合规律被打乱，结果是欲速不达。因此，与其焦急等待，不如顺其自然，不去想它，多做自己感兴趣的事，让生活充实一些。

美容效果即使不会转瞬出现，但在陌生人看来，这种效果却已经出现了，只是病人尚不知觉而已，即所谓的旁观者清。鉴于此，①病人在感到美容效果不明显时，可找好友鉴别欣赏一番，看他们怎么说。当然，由于审美观不同，同一美容效果，有人会做出相反的评价，但如果多数人说好，病人则可高枕无忧。②比较手术前后的照片，通过这些照片观察美容效果。③少照镜子。天天照镜子，你会感到效果来得很慢，隔一段时间对着镜子鉴赏片刻，反而会觉得美容效果不错。④学会化妆。可用化妆品遮盖影响美容效果的因素，如肿胀、明显的瘢痕等；也可用化妆的方式显示将来才能出现的美容效果，如通过化妆增加鼻部美容手术后尚未明显出现的立体感等。

113. 美容手术后的畸形应如何分度？

美容外科手术是“锦上添花”的手术，不可能达到尽善尽美的地步，为了对美容手术后的畸形进行一个正确的评价并给予合理的处理，多数美容外科专家同意将美容手术后的畸形分为如下四种情况：

（1）白玉微瑕

对于手术结果，如果用放大镜去观察，我们总能找出一些小的问题，这些小的问题即可视为白玉的微瑕。它可能是缩乳后瘢痕稍隆起了那么一点，也可能是鼻梁垫得稍高了那么一点……如果你是苛求完美的人，你总是能够找出这么一点不满意的。实事求是地说，白玉微瑕算不上手术问题。最复杂的是人体，最难预料的是手术，手术过程及其手术后各种不确定因素都可能是引起白玉微瑕的原因。病人不必问罪于医生，也无须过于在意，只要你自己不苛求，没有人会注意你容貌上小的瑕疵。

（2）轻微畸形

轻微畸形也是不容易引起局外人注意的手术问题，但在行家眼里，它可能比较明显。这种畸形可能是重睑术后双侧轻微不对称，也可能是抽脂术后依然存在于手术部位的微小隆起。轻微畸形可能由医生的微小失误造成，也可能由出血或愈合不良造成。但无论如何，病人都不必大惊小怪，随着时间的推移，这些轻微畸形会变得越来越不明显，有些轻微畸形还可通过很小的手术矫正。即使不再手术矫正，轻微畸形也无伤大雅，病人仍会对手术结果感到满意。

（3）明显畸形

明显畸形不仅行家能够发现，其他人也能够看出，多数情况下，手术矫正是消除这类畸形的惟一方法。这类畸形通常由不可避免的并发症，如出血、感染、严重肿胀或愈合不良引起，也可能由手术技术原因造成。二次手术矫正一般在第一次手术的六个月或一年后。

(4) 严重并发症

严重并发症在美容外科并不常见，一旦发生，则将在手术局部造成严重畸形或功能障碍。美容手术可能发生的严重并发症有：①严重切口感染，大出血等。②大面积的皮肤坏死。③重要神经如面神经损伤。④重要器官功能损伤，如眼的视力下降或失明等。这些并发症多在术后立即出现或不久即出现，可能由医生的治疗失误引起，也可能是难以预见的原因，如神经走行变异等造成。

114. 求美者可以通过哪些途径判定手术结果?

对于美容手术的结果，医患双方的评价可能并不一致。医生会认为，手术结果已相当满意，病人是无端抱怨，吹毛求疵；求美者则会认为医生不讲道理，不负责任。为了预防这种不快的发生，在发生并发症时，医患双方都应保持冷静，以友好的方式解决问题，一旦动怒，双方均难改变成见。所以，求美者最好能通过以下途径先了解判定一下手术结果，看是否真的属于失败手术。

(1) 医疗咨询

求美者可找另一位美容外科医生进行咨询，让他对手术结果做出公正的评价和解释。这时病人应注意就诊医生是否对手术医生存在偏见或有意贬损，还应注意他是否过于武断，因为那样只会使事情变得更为复杂。但要知道这种咨询意见不具法律效力。

(2) 查阅有关文献

近年来，整形美容外科发展迅速，专家学者们编著了大量的美容整形书籍，这些书籍有较高的学术价值和权威性，病人可以查阅这些书籍寻找有关问题的答案。但是，理论的东西和临床实践有一定的差距，病人过分依赖这些书籍可能会被误导，因此，这些文献只能起参考作用，而不能作为问题的定论。

(3) 等待

奇迹的出现需要时间，不要过早地对手术结果下最终结论，可等待 6 个月甚至 1 年，随着时间的推移，畸形可能会逐渐消失。

(4) 进行医疗事故鉴定

最好的方法是求助于县以上各级医学会，申请医疗鉴定。和医疗咨询相比，这条渠道可能较为烦琐，但它更公正，也最有权威性和法律效力。

115. 若手术后畸形需要再次手术，应该谁来付费?

对于任何一次手术，医生都会尽力使手术完美，尽力减少患者心理上的痛苦，尽力使病人满意，但这并不是说医生应该为一切结果负责。医疗是一个很特殊的领域，其特殊性在于它具有相当的不确定性，没有绝对保险的手术。正是由于这种高风险和不确定性的存在，手术前病人必须签署手术协议书，术后畸形除非是严重医疗事故造成或者有医生本人或院方的承诺，否则，医生一般不会免费为病人二次手术。

从求美者的角度来看，这种解释好像不太合情理。但如果医生给病人免费再次手术，这无疑把手术责任全揽到自己身上，尽管这种并发症可能并不是手术本身造成的。因此，在签订手术协议书时，病人应问清楚手术并发症的处理费用问题。如果你不愿承担这一责任，可以不做手术或者到你认为把握较大、手术失败可能性较小的医院手术。

116. 手术并发症发生后医患双方应该采取怎样的态度？

在真正发生争执时，病人最容易暴跳如雷，因为他觉着自己是受伤害者，而这种伤害正是由医生造成的。对于问题的解决，病人的这种态度只能适得其反，如果病人想在争执中收益，他更应该保持冷静，对术前的协议进行一步步地分析、探讨，找出对自己有利的地方，以便于问题的进一步解决。医患大战对医生可能会有一定的影响，但最终受害的还是病人自己，因为他断绝了圆满解决问题的后路。

作为医生，也不应该对手术并发症这一结果失口否认，一味地推托责任。这样只能激化矛盾，而是应该正视并发症的存在，设法最大限度地减轻患者的痛苦，并弄清并发症发生的原因，以便于使问题妥善解决。

117. 解决医疗纠纷的正确途径是什么？

按照 2002 年 9 月 1 日国务院颁布的新的《医疗事故处理条例》之规定，医患双方对医疗结果发生争议时，可以通过以下途径解决：①双方协商解决。②向所在地卫生行政部门提出申诉。③直接向人民法院起诉。患者切不可到医疗机构取闹，影响医疗机构的工作，否则不但会使问题变得更加复杂而难以解决，而且还会因违反治安处罚条例而受到惩罚。

118. 手术失败后病人应如何进行心理调节？

美容手术和一般外科手术不同，其手术失败会有主客观两重性。如有些手术失败是由手术或其它问题引起，会给病人带来容貌或功能损害即所谓的客观性美容手术失败；有些则纯粹是由病人的不良心理作用引起，这种由心理作用引起的“手术失败”称为主观性美容失败。主观性美容手术失败最容易引起医疗纠纷，也难以通过手术的方式矫正；客观性美容手术失败病人，由于美容病人的特殊心理，再次手术矫正后，患者也很难对手术感到满意。

病人的不满意往往导致医疗纠纷的发生，使问题的解决陷入僵局。这种状况又会给患者带来进一步的心理伤害。为避免这种恶性循环，在出现手术并发症后，病人应善于把握自己，以良好的心态应付这一尴尬局面。

(1) 保持冷静

发生手术并发症后，有的病人及家属会情绪失控冒然找医护人员讨回公道。如果手术失败是由医护人员的工作不力引起，病人的兴师问罪或许还有一定的作用，但如果手术失败是由一些无法避免的偶然因素引起，病人及其家属的征讨只会使问题更加复杂。这时病人应保持冷静，做出以不变应万变的姿态。调节方式有：

①情绪转移：发生手术并发症后，病人可通过会见家人、阅读有趣书籍的方式转移自己的不良情绪。

②淡化手术问题：出现手术并发症后，病人往往有夸

大手术并发症的倾向，这种夸大只会使已有的心理问题加重。正确的方法是，病人不要把手术并发症的后果想得多么严重，并发症的出现已无法避免，但这并不意味着它会对美容效果带来多么严重的影响，即使对美容效果有一定的影响，通过再次手术也可能将这些问题解决。

③不和其他人谈论手术问题：除家人外，不要和他人讨论手术并发症的问题，特别是不要和其他病人讨论这一问题。因为在讨论过程中，这些人往往表现出同情，对手术结果惋惜，对医护人员责难，对手术并发症夸大，和他们交谈会使病人感到更加委屈，心理负担加重。

④换位思考：发生手术并发症后，病人对医护人员的工作往往表现出不理解，这种不理解是医疗纠纷发生的根源。这时，病人可以把自己摆在医护人员的位置上，想象自己在这种情况下会怎么想、怎么做。

（2）敞开心扉

美容手术失败后，病人容易封闭自我，闷闷不乐。这时的调节方法为：①会友。如果不是明显的畸形，友人或许会觉得你比以前漂亮了，这无疑会增加你的自信心。注意，如果友人并不知道你的手术和手术并发症，最好不要向他们提及，那样会影响他们对手术的公正评价。②避免不快乐的事发生。③想法使生活更快乐。

（3）摆正对手术的期望值

对美容手术结果的期望值不能过高。

（4）避免不良情绪

有些美容手术是由婚姻等生活纠纷引起，美容手术后，这些纠纷可能还没有结束，这时病人容易把生活的不如意归咎于手术效果。其实，美容手术不可能解决任何问题，病人把这些不良情绪带进医疗过程，结果只能适得其反。

(5) 避免和其他人攀比

攀比现象存在于社会生活的方方面面，美容病人也不例外，但是，美容病人间相互攀比是很荒唐的。由于不同个体之间存在着各种细微差别，同是一个成功的手术，美容效果可能千差万别。另外，审美观不同也会影响对美容效果的判断。不要和别人攀比，你的就是最好的。

(6) 以公正的态度看问题

手术失败后，病人易于把过错归咎于医生，这是不公平的。正确的方法是：尽量回忆手术前医生说过的话，如果手术结果和医生所说的一致，就不应把责任全部强加在医生身上。

客观地说，瘢痕、肿胀等并不是手术并发症，而只是切口愈合的不同形式。出血、感染或愈合不良是并发症，但有时难以避免。无经验的非专业医生或严重责任事故造成的广泛永久性机体损伤则是难以推卸的医疗事故。

119. 美容手术后可以通过哪些方法掩饰手术痕迹？

所谓掩饰是指用各种方法掩盖不美丽的外观。美容手术后可以通过以下方法来掩饰手术后畸形的痕迹，这样有利于缩短恢复期。

(1) 化妆掩饰

通过化妆，基本能够矫正面部手术造成的局部形态异常，美容手术常用的术后掩饰性化妆方法如下。

①额部除皱术后前额较高：将眉毛和发际之间的皮肤颜色描绘加深，可达到缩小降低前额的效果。

②颧部填充术后面部轮廓分明：颧骨上缘用亮色，下缘用深色，中间涂胭脂，下睑凹陷处用亮色。

③薄唇矫正术后嘴唇过厚：先在口唇上扑一层稍暗的粉底以遮盖原红唇线，然后根据自己的要求勾画唇线，最后涂口红。涂口红的方法：靠近唇红线处应稍微涂浅，口唇中间稍浓。

④隆颏术后下颌过长：在颌下加横长阴影色。

⑤上睑成形术后眼睑上缘凹陷（脂肪去除过多引起）：凹陷使眉毛和眼睛的距离显得太近。矫正方法是将眉画成弯曲拱形。

⑥重睑术后肿胀：眼影用深棕色。

⑦隆鼻术后鼻部宽大：从眉头到鼻尖涂稍暗的鼻影，眉头处较深，越近鼻尖越浅。

⑧手术后面部消瘦，色黑，颧骨突出，两颊下陷：用亮色底粉使面部丰满；颧部用深色粉底。

⑨手术后面部色素不均：选用比肤色暗一级的遮盖力较强的粉底，均匀涂抹整个面部，即可遮盖色素沉着。但涂抹不宜太厚。瘢痕可用覆盖力强并有光泽的液状粉底掩盖。

（2）发型掩饰

改变发型是头面部美容手术后较可靠的掩饰方法。比如，烫发可掩饰除皱术后的瘢痕，较长的头发可以遮盖外耳。发型还可改变面型。

（3）衣物掩饰

衣物是最好的掩饰用品，任何一个部位的美容手术几乎都可以用衣物掩饰。不同情况衣物选择如下：隆乳术后及腹部、臀部、股部抽脂术后穿较宽松的外衣；颈部除皱术后穿高领内衣；术后面色晦暗可选用驼色外衣，而不用纯白、纯红色外衣；皮肤磨削术后面色红润，不宜穿红色、绿色、蓝色、紫色等衣物。

（4）饰物掩饰

常见的饰物有帽子、围巾、手提包、腰带、鞋子、袜子、项链、耳环、胸针等。帽子、围巾是头部美容手术后的最佳掩饰用品，围巾还可用于颈部手术术后的掩饰；小腿抽脂术后可用鞋袜掩盖局部的暂时肿胀；深色腰带可以掩饰腹部抽脂术后抽吸不均造成的局部隆起；项链可用于颈部美容术后的掩饰；胸针、手提包的肩带可用于掩饰隆乳术后两侧乳房的轻微不对称；耳环也可用来遮蔽局部瘢痕。

此外，刚出院的病人可在衣物上洒一些香水以消除医院的特殊气味。雨伞、汽车等常用生活工具在一定情况下也可作为掩饰工具使用。

120. 常用的化妆工具有哪些？

常用的化妆工具有：化妆纸；棉片，棉签；海绵块；眉笔，眼线笔，唇线笔；粉扫，轮廓扫，胭脂扫，眉扫；净面刷，眉刷，睫毛刷，鼻眼影刷；梳子；眉剪，眉镊，睫毛夹；粉扑；假睫毛；睫毛黏合剂等。

需要注意的是：化妆前应注意化妆工具的消毒处理和其他安全方面的检查，特别是各种笔类、扫类、刷类、梳类，应没有锋利的棱角和倒刺，各种剪、镊、夹等应该锋利精细，以免给细嫩的切口造成意外损伤。

121. 如何进行基础面部化妆（简称基面化妆）？

基面化妆也称打底色，目的是经过一定的化妆步骤，遮盖原来的肤色，调整原有皮肤色泽，同时在面部形成一层柔滑黏和的人工皮肤表层薄膜，为进一步的化妆做准备。基面化妆的主要步骤如下。

①洁肤，即面部皮肤的清洁。洁肤是最简单的一步，也是最重要的一步。美容手术病人应特别引起重视，因为在手术后，切口部位的皮肤短期内还没有完全恢复防御各种致病菌的能力，局部皮肤清洁不充分容易导致化妆后局部皮肤感染。

②爽肤，即拍化妆水。目的是收缩皮肤、调整皮肤酸碱度及油脂分泌，防止脱妆。化妆水的选择因人而异，油性皮肤应选用收敛性化妆水。爽肤的方法是用棉片蘸爽肤水在面部轻轻地均匀拍打。

③润肤，即擦润肤霜。目的是润泽皮肤，补充皮肤中脂类物质，在面部形成一层薄膜。润肤霜同时还能起黏合剂的作用。润肤霜的选用应依照个人的皮肤类型，干性皮肤可用冷霜、凡士林等。润肤霜直接用手涂擦即可，但应注意涂抹均匀。

④涂擦底粉。涂擦底粉是调整皮肤色泽的主要方法，通过底粉的涂擦，可以达到掩盖局部瑕疵的目的；另外，底粉还可以用作化妆品和皮肤间的缓冲剂。

底粉的选择因人而异，常用的底粉有：乳液性底粉、脂性底粉、粉状底粉、饼状底粉等。选用的底粉应和皮肤类型相反，如干性和有瑕疵的皮肤应选用脂性底粉，油性皮肤应用粉状底粉等。底粉的颜色应和局部的颜色相近，如黝黑皮肤选用玉色底粉，灰褐色皮肤选用金色、红棕色底粉，不太黑的皮肤可用暗红色底粉，青色皮肤用粉红底粉，乳黄皮肤用茶色底粉，苍白皮肤用粉红底粉等。

擦底粉的方法是用拇指、食指和中指捏住沾有底粉的海绵块向面部拍擦。顺序是上额中部、鼻部、下颌到四周的面颊部；先整个面部施粉，然后修饰面部细小部位，如内外眦、鼻旁。涂粉时应注意防止出现边缘线，眼周、口角周围皱纹较多，不能涂抹太厚。

⑤扑定妆粉，又称定妆。目的是保护底粉；中和过度的底粉色泽，使面部色彩柔和；吸收水分和油脂，预防掸妆。

化妆粉又称香粉，有粉状、块状、液状和粉纸等。扑粉应自上而下顺毛孔方向，不可过多。底粉效果好时不用扑粉，皮肤较黑的人也不必扑粉。

122. 立体妆如何画？

立体妆是对面部的进一步修饰，目的是通过色彩的运用，明暗的对比，使面部出现立体感。

(1) 肤色的亮度及其意义

①明色：又称亮色、淡色，是比一般肤色浅一级的皮肤色泽，它出现于面部突出的部位，是这些部位接受较强光线照射的结果。面部凹陷、消瘦的部位使用明色，可使局部突出、丰满。

②中间色：即正常光线照射部位的皮肤色泽。中间色化妆品的色泽和肤色相同。

③暗色：又称影色、深色，是比正常肤色深一级的皮肤色泽，出现于面部凹陷、背光部位，是这些部位接受较

少的光线照射造成。化妆时使用暗色可显示阴影部位，使过于突出部位显得低平。

（2）立体化妆的原则

明暗化妆应由深逐渐变浅，然后过渡到最亮。

123．如何卸妆？

卸妆是去除面部化妆的过程。面部化妆一般是为了社会生活的需要，当这一社会功能完成后，面部化妆就没有继续存在的必要。

及时卸妆，更是美容手术病人必须严格遵守的原则。这是因为，化妆带来的美容效果在一定程度上是以牺牲皮肤的正常生理功能为代价的，化妆品对皮肤毛孔的堵塞阻碍了皮肤的正常排泄功能，代谢废物在毛孔内积聚，诱发细菌滋生，容易造成皮肤感染性疾病。

卸妆的一般步骤为：用棉片蘸清洁霜去除眼部、眉毛以及唇部的着妆并用软纸擦净，然后用洗面奶配温水洗净面部，最后涂用护肤霜。

下篇

美容手术的种类和效果

第七章　重睑术（双眼皮成形术）

124. 何谓重睑术?

重睑术俗称双眼皮成形术。就是将单睑（单眼皮）变为重睑（双眼皮）的一种手术。由于东方人群中，先天单睑的人占 49% 左右，因此，重睑术是东方美容外科中最多的手术。重睑术看似简单，但要做出适合每个人外形特点要求和满意的、动人的双眼皮却不是一件容易的事。

125. 单睑和重睑有什么区别?

单睑的皮肤厚，皮下组织较多，眼轮匝肌比较发达，睑板较薄且较小，眶隔后间隙脂肪也较多，上睑提肌腱膜的纤维仅分布到睑板的上缘和前面，没有分布到睑板前的眼轮匝肌和皮肤，上睑提肌腱膜的这种情况，使它在将睑板上提时，睑板前的皮肤和眼轮匝肌都不能和睑板一同上提，结果上睑的皮肤在相当于睑板上缘处没有皱褶出现，也就不能形成重睑，即没有双眼皮。

重睑的情况与单睑相反，其皮肤薄，皮下组织甚少，眼轮匝肌较不发达，眶隔后间隙脂肪很少，眶隔膜较薄，睑板较厚且较肥大，上睑提肌腱膜很发达，除了纤维分布到睑板的上缘和前面外，尚有纤维分布到睑板前的眼轮匝肌和皮肤。上睑提肌腱膜的这种情况，使它在将睑板向上提起时，睑板前的皮肤和眼轮匝肌纤维能和睑板一同上提，结果，上睑的皮肤相当于睑板上缘有一个皱褶出现形成重睑，即形成双眼皮（图 7-1）。

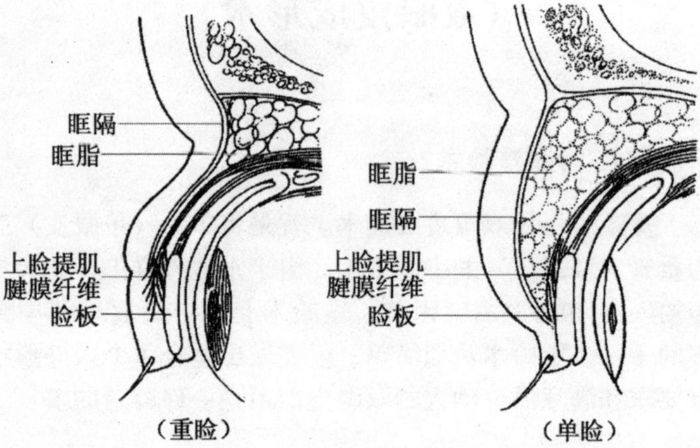

图 7-1　重睑与单睑的区别

126. 重睑术的原理是什么？

重睑术的原理是通过手术的方法使睑板前皮肤与上睑提肌腱膜的纤维在睑板上缘形成牢固的粘连，这样在上睑提肌做上提运动时，形成重睑皱褶，即是双眼皮。因此，对于睑板前组织较少较薄的情况，如眼轮匝肌较薄，睑板前脂肪少，眶隔脂肪少的单睑，可以用埋线法及缝线压垫结扎法。通过埋线使板前皮肤与上睑提肌纤维在睑板上缘发生粘连或通过压力使上述组织之间发生粘连而形成重睑皱褶。但是当眼轮匝肌或板前筋膜及脂肪过于肥厚，或由于眶隔脂肪的阻挡作用使睑板前皮肤难以与上睑提肌纤维在睑板上缘发生粘连时，就必须依靠切开的方法，去除多余的眼轮匝肌及眶隔脂肪等，才能形成重睑。

127. 重睑分哪三种常见外形？

从重睑线的弧度外形上分，重睑可以分为三类：

①开扇形：重睑皱褶线从内眦处起，由窄变宽，如同一把折扇打开。这种类形的重睑显得秀丽，妩媚。

②平行形：重睑皱褶线从内眦到外眦宽度一样并与上睑缘平行。这种形态的重睑显得端庄稳重。

③弯月形：重睑线在内、外眦处低而在中点最高，形同弯月。实际上，临床中人们多喜欢开扇形与弯月形的结合外形。即内眦部最窄、中间最高、外眦部略低，但比内眦部高，这种形状既秀丽又端庄（图 7－2）。

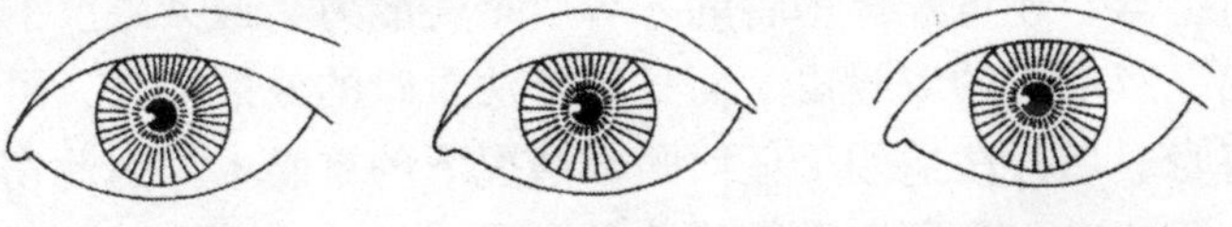

图 7－2　重睑成形术皱襞线设计的 3 种类型

128. 重睑术有哪些手术方式？

重睑术各有何优缺点？重睑术有多种术式，但不外乎埋线法（包括间断埋线，连续埋线）、缝线压垫结扎法、切开法三种。埋线法需时短，不用开刀，不必拆线，术后肿胀小，恢复自然状态较快，术后即可上班，受术者易接受。但埋线法易脱落。导致重睑不显，重睑一般只能维持 1~2 年，至多 3~4 年。而且这种方法只适用于眼皮薄而无明显内眦赘皮的青年人。此法失败后，可再采用切开法修补。初学美容者，学会这种方法有一定好处，但它毕竟适应范围有限，且重睑效果难以维持持久。

缝线压垫结扎法需时短，不用开刀，手术因拆线故不必担心有线结反应，但术后 1～2 周，尤其第一周眼睑肿胀严重，这种术式适用于皮肤较紧而皮肤稍厚又不愿意开刀做重睑的青年人。此手术远期效果甚好，适合于初学的美容医务工作者。因为没有去除组织，失败后易于用切开法矫正，但此手术适应证仍有限，不能运用于更广的人群。

切开法能根据受术者的眼部情况，如有无内眦赘皮，上睑皮肤是否需要去除，眼轮匝肌是否肥厚，眶隔脂肪的多少来进行手术，也可根据受术者的要求做成广尾型或平行型等。还可发挥术者的才智、审美能力，最大限度的做出一双动人的双眼皮。而且切开法重睑的效果持久，可至终身。切开法适用于任何眼部情况下的重睑术。因此切开法重睑术也是所有重睑术中应用最广、效果最好的术式。其缺点是手术后恢复期较长，一般需要 3～6 个月以上才能完全恢复。

129. 哪些人适合做重睑术?

多数美容外科专家建议以下情况均可施行重睑术：

①双侧均为单睑，皮肤较薄，眼裂较长者手术效果最佳。

②一侧单睑或两侧大小不一致者。

③隐性重睑。重睑过小（一般小于 5mm），睁眼时重睑不明显或消失。

④上眼皮较厚，眶隔后间隙脂肪及皮下脂肪较多，较臃肿的“肿泡眼”者，术后可望有较明显的睑外型改善。

⑤上睑皮肤松弛、下垂，严重者压迫睫毛，遮盖瞳孔，不但缺乏美感，而且影响视野。患者常有眼部沉重感，尤其中老年人较多见，也适合手术。术后不但眼型有所改善，而且对减轻眼部不适感和增加视野的范围也大有益处。

⑥某些特殊类型的眼型者，如俗称“眯缝眼”、“三角眼”、“大小眼”、“八字眼”等，可以通过手术给予纠正。

⑦内眦间距过宽伴有内眦赘皮和小眼裂单睑者、鼻梁较低者。虽然可做重睑术，但最好同时进行隆鼻术或内眦赘皮、小睑裂的矫正。

⑧对以往重睑术后形态不满意者，或重睑皱襞消失，均可考虑重新手术。

⑨重睑美容术一般认为在16周岁以上做比较合适。

130. 重睑术的禁忌证有哪些?

重睑术的禁忌证是指患者患有严重的其它疾病，即使施行象重睑术这样的小手术也会有危险，主要包括：

①患有严重心、肝、肾、脑等脏器疾病者。

②患有严重出血性疾病。

③患有青光眼、急性感染等严重眼科疾病患者。

④精神病患者或精神状态异常者。

⑤面神经瘫痪伴有睑裂闭合不全的患者。

131. 什么时候适合做重睑术?

只要没有禁忌证，重睑术一年四季均可施行。在年龄方面，16 岁以后是比较稳妥的。根据多数美容手术单位的统计，20 岁左右，40 岁左右是两个高峰年龄。前者是因为她们正处于鲜花盛开的季节，出于择业、恋爱的需要而要求做重睑术。后者是因为在 35 岁以后，由于皮肤的老化、松垂，以及眶隔脂肪脱垂，使中年人的面部老化特征日渐明显，而在心理上她们并不能接受这种老化现象，因而要求做整形美容手术，其中最多的仍是重睑成形术。

132. 哪些因素会增加重睑术的危险性?

在一些情况下施行重睑术，会增加手术的危险性，也称为重睑术的相对禁忌证，相对禁忌证是指在这些情况下施行重睑术可能会造成危险，最好是在这些情况经过处理改善后再施行手术为妥。这些情况主要有：

①疤痕体质。

②妇女妊娠期或月经期间。

③患有慢性结膜炎或上睑一般感染性疾病应在炎症控制后方可手术。

④眼球突出者：因为眼球突出者眼裂已经较大，重睑术后眼裂更大，显然不合适。

⑤患有上睑下垂，睑内翻者不宜做单纯重睑术。

⑥内眦间距过宽、鞍鼻、小睑裂等畸形者：必须在矫正其它畸形的基础上考虑行重睑术。

⑦重度内眦赘皮者：受术者又不同意做内眦赘皮矫正术时，最好不行重睑术。

⑧要求不切合实际者：有些人眶骨窝很小不可能做成较大的双眼皮。有的人要求做成某某明星的眼睛，对手术期望值过高。

⑨本人心理准备不充分或亲属不同意者。

⑩年龄过大或年龄过小者：美容重睑术是为年青人或40岁左右的中年人施行的手术。老年人皮肤松弛，眼窝凹陷，睑板萎缩变软，应结合面部皱纹的情况，做面部除皱术或仅做上睑整形术。年龄小于16岁者，由于睑板及上睑组织尚未发育完全，手术之后重睑易消失。

133. 重睑术采用何种麻醉?

重睑术一般采用2%利多卡因加入适量肾上腺素做局部浸润麻醉，每侧用量1～1.5ml足够。对个别紧张的受术者可给予安定等镇静剂于术前30分注射。

134. 重睑术的手术时间有多长?

重睑术根据术式不同、术中是否去皮、是否去脂肪以及手术者的熟练程度、手术室工作人员的配合是否默契等情况的差异，可有长有短，一般40分钟左右。

135. 重睑手术前应做哪些准备工作?

重睑术是可在门诊施行的小手术，一般不需要住院，但病人须在手术前1小时赶到医院。如在上午手术，术前一天晚上午夜后即不再进食，如在下午手术，术晨可进清淡饮食。手术前不要化妆，还要将面部尤其是眼睑部的油脂洗净，以便于手术设计划线和消毒。

136. 重睑手术后处理应注意什么?

①疼痛处理：难以忍受的疼痛极少发生，如果出现应及时与手术医生联系，如果排除血肿等原因，可以适当应

用一些镇静止痛药物。②术后应及时冷敷，一般冷敷3～6小时，48小时可以考虑间断热敷，这样可以加快水肿的消退。但冷、热敷的温度要适当，以免皮肤被冻伤或烫伤。③术后口服抗菌素预防感染，共3～5天。④术后局部会有肿胀及瘀血，一般3天后逐渐减轻，5～7天伤口拆线，在拆线前可每天用75%酒精消毒2～3次，不必包扎。⑤术后近期内切口瘢痕会有红硬的表现，也可能会有两侧不对称等等，一般需3～6个月以后才能逐步恢复自然。

137. 重睑手术后何时可以恢复工作和社交活动?

感觉良好的病人，手术1周后即可参加工作。但青紫较重时，休息时间可适当延长。一般来讲，年轻人可在2周后参加社交活动。

138. 如何评价重睑术的手术效果?

重睑术的效果评价，通常要在术后1～2个月，肿胀、淤血彻底消退之后。在这1～2个月内，重睑线一般稍宽，外形不自然，睁眼有乏力，眼神显得不精神。2个月后重睑术的良好效果应包括以下几个方面：

①重睑皱褶线的位置、长度、高度和外形协调一致。

②上睑重睑线上下的皮肤应无皱折，无切迹，两侧皮肤外形一样。

③眼睑切口痕迹不明显，只有在闭眼时可看出。

④没有睑外翻，没有内翻倒睫。

⑤能正常睁眼、闭眼，睁眼时没有乏力感。

⑥睫毛略向上翘，没有扭曲。

⑦效果持久在两年以上或更久。

139. 重睑术可能会发生哪些并发症？该如何处理？

重睑术是较小的美容外科手术，也是最常见的美容外科手术，也相对较为简单，但即使如此，重睑术也常常会出现如下并发症：

①双侧重睑不对称：表现为宽窄、长短不一致。在术毕即能发现。

原因可能由于第一只眼先做，出血肿胀而导致稍宽。也可能是某 1、2 针挂睑板时位置比另一侧高或低。或设计线两侧不一样长，造成重睑线一长一短。处理办法：

由于出血肿胀造成的两侧重睑线宽窄不一致系暂时性的，几天或几周后就可基本一致，不必处理。由于手术操作中，一侧与睑板缝合的位置或高或低引起者，应立即拆线，重新按外观好看的一侧为标准重新缝合。长短不一致时也应立即处理。

②重睑消失或形成不佳：如拆线后即出现重睑未形成，多数为缝合不正确引起。偶见术前将轻度上睑下垂误诊认为是正常上睑，希望通过行重睑术以增大眼裂。这就需采用矫正上睑下垂的手术方法手术。如术后几个月出现重睑消失或形成不佳，则是由于上睑皮肤与提上睑肌腱膜间的组织留存过多或是由于上睑皮肤与提上睑肌腱膜间的粘连松解所致。因为重睑的形成主要靠切口下缘的皮肤牢固地附着在提上睑肌腱膜上，所以必须将提上睑肌腱膜清楚地显露出来并用针横穿腱膜组织，这样术后的皮肤与腱膜的粘连才能牢靠。

③内、外眦部出现“分叉”现象：内眦部重睑出现

"分叉"现象主要是由于重睑设计线标画在内眦赘皮的皱褶之上，造成内眦赘皮对重睑的牵引力增大，从而出现一条张力性皱襞。对于此种情况，术前应考虑内眦赘皮的程度，程度重者做"Z"成形术纠正内眦赘皮，内眦赘皮程度轻者，将重睑设计线标画在内眦赘皮皱褶的下方，从而避免"分叉"现象的出现。外眦部的"分叉"现象常见于外眦部切除皮肤过多者。或由于缝合时，上下皮缘未按正常状态对应缝合。对于上睑皮肤十分松弛的患者要考虑是否有眉下垂的存在，先解决眉下垂再行重睑术。

④"三眼皮"："三眼皮"的出现主要是由于切口上缘以上的眼轮匝肌被切除，造成切口上缘以上的皮肤没有衬垫所致。因此，在行切开重睑术时，不能切除切口上缘以上的眼轮匝肌。

第八章　眼袋整形术

140. 什么是眼袋?

下眼睑周围皮肤的松弛，皱纹的出现，眶隔脂肪的堆积突出，眶下缘上方形成袋状膨大，造成眼部衰老臃肿的征象，这就是眼袋，又称作睑袋。眼袋多发生在中老年人(图 8-1)。

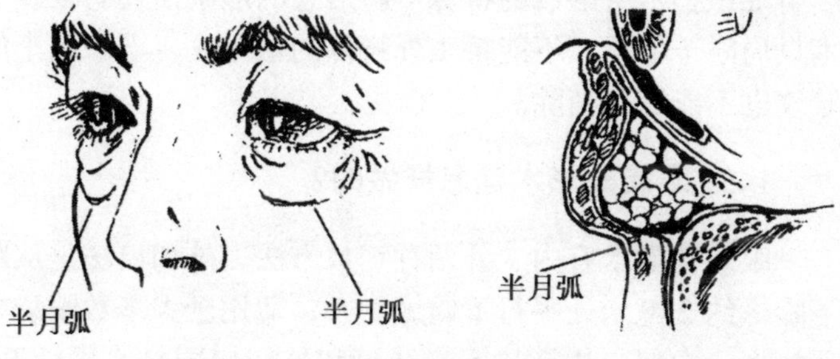

图 8-1　下睑半月弧和眼袋

141. 眼袋有哪些不同的表现类型?

根据眼袋形成的不同原因，将眼袋分为四种类型：

①单纯皮肤松弛型：以单纯皮肤松弛、皱纹增多为主要表现，往往手术后的效果不理想。

②单纯眼轮匝肌肥厚型：主要表现为眼轮匝肌肥厚在下眼睑形成的臃肿，皮肤并不松弛，临床上多见于年青

人。

③眶隔脂肪疝出型：眶隔脂肪并无明显增多，但眶隔外的组织松弛，张力降低，形成眶隔脂肪疝出。

④眶隔脂肪增多型：主要表现为眶隔内脂肪组织增多，同时存在皮肤、眼轮匝肌的松弛，在下眼睑形成明显松垂。

142. 何谓眼袋整形术?

眼袋整形术又称下睑成形术、下睑松弛矫正术，是通过疏平下睑松弛的皮肤、肥厚的眼轮匝肌或膨出的眶隔脂肪组织来矫正下睑的袋状畸形。眼袋是人们对下睑部眶隔脂肪堆积膨出所形成的特殊下睑形态的形象描述。眼袋手术只局限于下睑，不能矫正外眦部的鱼尾纹，下睑细小的皱纹也不能完全消除。

143. 眼袋整形术是怎样做的?

眼袋整形术有内、外两种切口方法，外切口法是从距下睑缘约 2 毫米处平行下睑缘切开，适用于大多数眼袋整形病人；内切口法是从下睑结膜和外切口同样水平切开，适用于皮肤松弛不明显而以脂肪膨出为主的病人。

皮肤或结膜切开后，进一步分离暴露眶隔脂肪，然后根据畸形程度切除膨出脂肪组织。内切口法切口不需要缝合，外切口法可根据患者皮肤松弛情况去除部分松弛皮肤，以很细的丝线缝合切口。

144. 眼袋整形术的美容效果能持续多久?

眼袋整形术是通过手术的方法去除多余的眶膈脂肪或

/和皮肤，眶膈脂肪去除过多会使下睑处出现凹陷而影响美观。皮肤去除过多会出现下睑外翻，后果更严重。所以在手术前应该让患者明确这样三点：①眼袋手术只能减轻，不可能使眼袋完全去除。②术后可能有暂时性睑外翻和切口红硬现象，要2～3个月才能逐渐恢复。③随着年龄的增加眼袋还会逐渐产生，一般一次手术可以维持美容效果5～10年。

145. 什么样的人适合做眼袋整形术?

一般认为下列情况属于眼袋整形术的适应证：

①中老年性下睑眼袋，无其它脏器病变，能耐受手术者。

②确有眶隔脂肪松垂、疝出的年轻患者。

③属单纯皮肤松弛型或单纯眼轮匝肌肥厚型，且迫切要求手术者，可考虑手术，但必须交待术后效果可能不理想。

④因纹眼线失败后要求手术修整者。

146. 哪些情况可能会增加手术的危险性?

任何潜在的眼部疾患、出血倾向、高血压，这三种情况特别危险，能造成视神经的刺激和受压。

147. 眼袋整形术采用什么麻醉方法?

眼袋整形术一般采用局部浸润麻醉，麻醉药物用1%利多卡因加1:1000肾上腺素。麻药用量每侧2～3ml。范围包括整个下睑部皮肤组织。内眼角处是下睑较为敏感，疼痛较剧的部位。

148．眼袋整形术的手术时间多长？

眼袋整形术的手术时间一般持续1小时左右。

149．眼袋整形术前应做哪些准备工作？

除本书第四章需要准备的各项外，需要特别强调的还有：有高血压的病人，术前应将血压控制在正常水平，而且最好提前赶到医院，在医院休息一段时间后再进行手术。除用一些护肤品外，术晨最好不要化妆。

150．眼袋整形术的术后处理应注意什么？

①疼痛处理：严重疼痛和刺痛很少见，常见的原因是缝线脱落和出血。

②愈合过程：下睑会肿胀5～7天。青紫有的轻微，约7天即可消失，有的较重，持续约1个月。2～4周内，眼睛对强光、冷风和沙尘较为敏感。应尽量避免。

③包扎：术后包扎多用油膏小纱布包扎一天即可。

④切口护理：术后应尽量避免眼部刺激，可点一些中性润滑滴眼液保护眼球。眼部7～10天内不能化妆。夜间使用眼膏可预防眼部干燥和黏稠分泌物的形成。术后切口用消毒液擦拭，每天3～4次，可有效防止结痂。

⑤缝线：缝线可在5～7天内拆除。

⑥手术后即刻开始冷敷，一般持续3～6小时。48小时以后可考虑间断热敷，这样有利于减轻出血和水肿，但冷、热敷的温度要适当，以免冻伤或烫伤皮肤。

151．手术后多长时间可以恢复工作和社交活动?

感觉良好，恢复顺利的病人，手术后1周即可参加工作。一般2～3周后可以参加社交活动。

152．如何评价眼袋整形术的手术效果?

眼袋整形术后理想的结果应该是没有明显的血肿及皮下硬结形成，双侧眼袋基本消失，局部较平整，没有明显凹陷，下睑部的皮肤皱纹有所减少，切口疤痕不明显。早期下眼睑有轻度的睑球分离，尤以肿胀期间明显，恢复快者，肿胀消退后，睑球分离随即消失，慢者，需2～3个月后逐渐恢复。

153．眼袋整形术会有哪些并发症？如何处理?

轻度不适的并发症有：

①两侧轻度不对称，一侧下睑较另一侧稍凹。

②少量下睑睫毛脱落。脱落睫毛能够重新长出的机会不多，但可以通过画妆得到掩盖。

③拆线后针孔处出现白色粟粒疹，这一般在6周内消退。

④瘢痕呈粉红色或苍白色。色泽差异可用化妆品遮盖。

⑤眼部干燥，易流泪。这是因泪小管被牵拉造成，一般在10天内消退。

⑥眼部易疲劳，特别在读书、看电视时。

⑦下睑部由于肿胀在数周内感到不适。

⑧术后数周内下睑感觉迟钝。

⑨轻度下睑外翻，可自行恢复。

严重并发症极少见，主要包括：

①下睑囊肿，可手术切除。

②复视。

③出血肿胀压迫视神经造成视神经损伤。

④严重下睑外翻，6 个月后仍未恢复时，需手术矫正。

第九章 隆鼻术

154. 什么是隆鼻术?

隆鼻术俗称垫鼻梁。是针对鼻梁偏低的求美者，垫高鼻梁，从而增强鼻部的美感，使之符合美学标准的良好形态。需注意的是外鼻的形态美学标准，不同种族的鼻形有差异，而且各族人审美的标准也不同。鼻梁明显塌陷并伴有鼻长缩短，鼻尖上翘，鼻孔朝天，鼻支架破坏而呈蝶形睑畸形的则为鞍鼻。鞍鼻矫正术则较单纯垫高鼻梁复杂得多。

155. 什么人适合做隆鼻术?

隆鼻术的目的是矫正鼻梁的低平凹陷，从而增加鼻部的立体感。它适于鼻梁偏低的求美者或鼻骨发育缺陷、外伤等原因造成的鼻梁低平凹陷者的矫正。同时伴有鼻部其它缺陷的病人不能通过此手术解决。

156. 隆鼻术的美容效果能持续多久?

隆鼻术后，如果没有置入假体的排斥反应和植入骨或软骨支架的吸收，美容效果将维持终生。

157. 隆鼻术应该在什么时候做最好?

外鼻的发育完成在16～18岁，隆鼻术应在18岁以后进行。由外伤造成的鼻梁严重凹陷病人，如果年龄小于18岁，可先行鼻骨的复位，18岁以后再根据鼻部畸形的程度采取相应的治疗措施。年龄在40岁以上的病人由于已形成稳定的心象，术后有可能不适应鼻部形态的变化，选择手术矫正要慎重。

158. 隆鼻术的材料应该怎样选择?

理想的隆鼻材料应是一种具有一定弹性、硬度及柔韧性，同时又易于塑形，能被人体接受，不出现排异反应，而可能在体内长期保持其自有特性的材料。

①自体肋软骨不会有排异反应，但由于硬度大，脆性大，雕塑成形困难，很难按医生意愿雕塑成形，采取髂骨同样要给受术者增加痛苦，故目前基本不用。

②象牙骨最早是由德国医生应用于隆鼻，取得良好效果，曾一度引起人们的关注。但由于象牙质地过硬，隆鼻后触摸起来与常人鼻骨有较大差异，而且加工塑形费时，且来源困难，价格较贵，国内很少有人使用。

③牛鼻中隔软骨经过戊二醛或酒精处理，移植于人体后不易出现排异反应，可在体内长期保持自身结构完整，起到支架作用。牛鼻中隔软骨来源广泛，组织量大，厚度为0.5cm以上，长宽各为10cm，质地白晰，细腻，韧性、弹性均佳，外形直，无弯曲倾向，采取方法简单，价格低，容易修刻成形。牛鼻中隔软骨还可用45%酒精或0.1%的硫柳汞酊液浸泡，置于4℃冰箱内长期保存，随时取用，所以是隆鼻的可选材料。但是牛鼻中隔软骨植入鼻背后可能出现部分吸收现象，远期效果尚需进一步观察，这一点术前应与患者讲清，以取得理解。

④液体硅橡胶隆鼻方法虽然简单，具有只需注射一针而勿需开刀、患者易接受的特点，但由于并发症多而严重，可导致皮肤红肿、破溃、局部感染、排异反应等，且取出时非常困难，多次刮除也难取尽，故应坚决不用。

⑤固体硅橡胶其组织相容性好，质地似软骨，易于雕刻塑形，充填至鼻背后受术者无不适感，极少发生机体排异反应，不易穿出皮肤脱出，如有必要取出也较容易，取出后对原鼻形也无多大改变。因此是理想的隆鼻材料。

⑥羟基磷灰石微粒人工骨，为粉末状，致密不吸收，组织相容性好，无毒无刺激性，是近年来理想的隆鼻材料，尤其对矫正鼻根部凹陷较好，而对鼻尖部塑形稍差。手术采用注射方法并手指塑形即可，是近年来较理想的骨代用品。此外，若有问题要取出比液体硅胶容易，比固体硅橡胶难。

⑦聚四氟乙烯（商品名字特氟隆）和聚乙烯（商品名麦德泡）是两种近年来才应用临床的高科技合成材料，不但有良好的惰性、耐高温高压和组织相容性，而且还有许多微孔存在。血管、纤维组织和骨组织可以通过这些微孔长入，使置入的假体保持了较好的稳固性。因此应用于隆鼻、隆颌、隆颧及局部凹陷的填充效果非常好。唯一的缺点是价格较高。

综上所述：牛鼻中隔软骨、羟基磷灰石微粒人工骨、固体硅像胶、聚四氟乙烯和聚乙烯是隆鼻的理想材料，而临床上目前应用最广的、首选的隆鼻材料还是医用固体硅橡胶。医用固体硅橡胶鼻假体在临床应用中又分分离型、柳叶型和“L”型及不同的号码，价格也随产地不同有很大的差别。求美者在选择时最好要听一下美容外科医师的建议（图 9-1）。

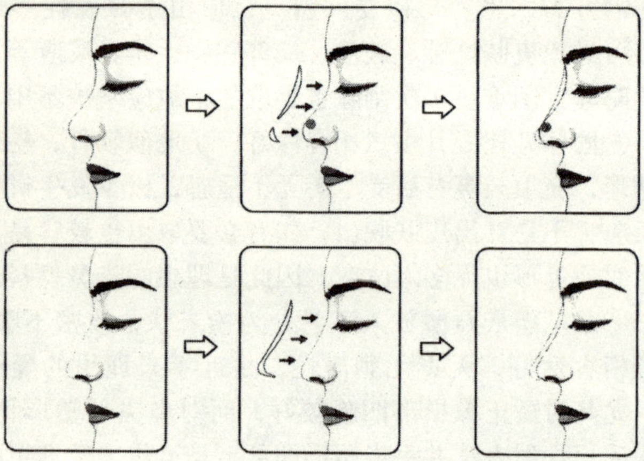

图 9-1　分离型和一体型假体隆鼻术效果

159. 隆鼻术选择什么样的切口好？

隆鼻术常用鼻内切口和鼻外切口。鼻内切口通常在一侧鼻前庭皮肤黏膜交界处，沿鼻翼软骨内侧角上部切开，然后插入剪刀在鼻骨上进行剥离腔穴，植入假体。鼻内切口的优点是不留有疤痕，缺点是要求操作技术高，剥离部位、层次准确，腔穴不偏斜，不损伤鼻腔内切口处黏膜，否则植入硅胶鼻梁假体偏斜、小柱处硅胶弯曲、下坠或向外前突出、假体自鼻前庭黏膜处外露等几率较高。

鼻外切口目前较多采用鼻柱鼻翼缘蝶形切口。此切口的特点是沿解剖的自然边缘疤痕不明显，不损伤鼻翼软骨，暴露解剖清楚，剥离腔穴时为直上直下不易偏斜，只要操作正确，植入的硅胶假体雕塑良好，植入位置恰当，成功率较高。其不足是在鼻孔鼻柱处留有切口痕迹，但多数患者在术后半年后，痕迹不明显。

在伴有其它鼻形态异常的情况下，通常仍选用传统鼻整形术鼻外切口法，即在鼻小柱中下 1/3 交界处作“V”形切口，再在小柱两侧沿鼻翼软骨的内侧脚和外侧脚的前缘各做一鼻孔边缘切口。此种切口的特点是暴露清楚，可进行各种鼻整形术操作。

160. 哪些因素可能会增加隆鼻术的危险性？

隆鼻术后很少发生感染，但隆鼻最忌讳感染，感染不但可造成置入假体的排出，还可造成植入骨或软骨支架的吸收。为预防感染，手术时医生要层层设防。鼻部及周围感染性炎症（如皮肤疖肿、鼻炎等）的存在可使这些防范措施功亏一篑，术前应彻底治愈。另外，同其它手术一样，患有高血压、糖尿病的病人应待病情控制后方可手术。

161. 隆鼻术采用什么麻醉方法？

隆鼻术一般采用局部麻醉。麻醉范围一般局限于鼻翼、鼻背、鼻尖和鼻小柱，鼻翼、鼻尖和鼻小柱处组织致密，注射麻药时疼痛较剧。麻醉药品一般用 1% 利多卡因加入适量的肾上腺素，注入后按压数分钟以便使药物发挥效果，减轻剥离腔出血。

162. 隆鼻术手术时间多长？

固体硅胶假体隆鼻术 30 分钟左右即可完成。自体骨或软骨支架植入隆鼻则需 2 小时左右。聚四氟乙烯、聚乙烯假体因需要在手术台上进行雕刻，整个手术时间约需 1 小时左右。

163. 隆鼻术术前应做哪些准备工作?

隆鼻术前，除了美容手术的一般准备外，隆鼻术的特殊术前准备包括三个方面：①治愈感冒、鼻炎、鼻窦炎、鼻部疖肿等炎性病变。②停服阿司匹林等影响血凝药物 1 周。③剪短鼻毛，清洁鼻腔。

164. 隆鼻术术后处理应注意什么?

①疼痛处理：疼痛一般发生在术后 24 小时内，疼痛难以忍受时可服用镇痛药物。

②对愈合过程要有所了解：愈合过程中，下面三种情况应引起病人的注意。一是术后鼻部肿胀和鼻孔堵塞造成的呼吸困难；二是局部青紫；三是局部肿胀。鼻孔的严重堵塞需用口呼吸。青紫由局部淤血造成，多在 2 周内消退。肿胀可持续 2～6 周，肿胀期间鼻背要高于最终高度。

③包扎：硅胶等假体隆鼻一般不用包扎固定，医生可能只将一消毒棉球塞入手术切口侧的鼻孔内。用自体骨或软骨做支架的病人，术后除鼻孔内塞入碘仿纱布外，外部还要用胶布或牙印模胶固定。去除包扎后，病人即可清洗面部和头部。此前，病人可用湿软毛巾轻擦面部没有遮盖的地方。此后 6 周内，病人在清洗面部时应小心轻柔，避免剧烈的揉搓动作。洗头时应有他人帮助，采取头部后仰位，切忌低头。

④切口护理：及时换药、不擤鼻涕、清除鼻痂是术后切口护理的关键。硅胶假体隆鼻术后，切口一般不用敷料

覆盖，医生只在术侧鼻孔内放一消毒棉球或在切口上涂些抗生素油膏。术后第 2 天，切口部要重新消毒一次，鼻孔内的棉球也要取出。擤鼻涕易造成出血和皮下气肿，也可造成假体移位，术后 2～4 周内应尽量避免。鼻孔内鼻痂堆积不但易引起感染，而且还会加重通气堵塞，可用湿棉签将其软化然后小心取出。

⑤拆线：鼻孔部的缝线在术后 5～7 天拆除，自体骨或软骨做支架隆鼻的病人，取材部位的缝线在术后 10 天左右拆除。

⑥化妆：花艳则招蝶，眼部浓妆艳抹会使人的注意力集中到面部中央，术后 3 周内不要画色彩艳丽的眼影。肿胀的鼻梁会显得太高，化妆时鼻梁鼻侧用颜色相近的化妆膏。

⑦眼镜可从鼻部引开人的注意力，也可掩盖手术痕迹。为避免鼻部重压带来的不适，镜架下可垫一些泡沫材料。

⑧为防止口唇和鼻黏膜干燥，居室内可放一加湿器。

⑨手术后 24 小时内局部冷敷可减轻鼻部及眼周的青紫肿胀。

⑩饮食：应避免饮酒和进食辣椒等刺激性食物。

165. 隆鼻术后何时可以恢复工作和社交活动?

硅胶假体隆鼻的病人如果没有鼻部青紫，术后第 2 天即可参加工作。用自体骨或软骨做支架的病人，要等取材部位切口愈合才能参加工作。过早工作的病人常会感到身体虚弱，在 20 天后参加工作则较为适宜。

术后 3～6 周内，喝酒及熬夜可使鼻部出现疼痛、肿胀及发红。兴奋和冲动还会使面部充血，加重鼻部肿胀。因此，长时间的舞会晚宴等活动最好不要参加，但短时的社交活动可以参加。

166. 隆鼻术后何时可以恢复性生活？

术后 14 天内，性冲动可造成面部充血，引起鼻部刺痛、肿胀甚至出血，故应避免性生活。14 天后可适当恢复，3 周后恢复性生活最安全。

167. 怎样评价隆鼻术的美容效果？

修整低洼道路时，最简单的方法是在低洼的地方铺上一层石块加高路基，隆鼻术的手术思路和修路完全相同，自从硅胶假体问世后，隆鼻术已成为鼻部最常见的美容手术。硅胶假体隆鼻术手术简单，创伤小，对工作生活影响小，美容效果确实，已被年轻女性广泛接受。

有作者曾对 3500 多例隆鼻手术进行分析，受术者满意的占 85%；比较满意的占 13%，即鼻美学曲线稍欠佳；不满意者只占 2%，包括鼻美曲线不理想和发生血肿、感染、严重偏斜、排异反应、产生瘢痕、肉芽增生等并发症及假体外露等情况。

要使隆鼻术达到满意的美容效果，应该基本符合以下要求：

男性鼻梁应挺拔、稍直；女性鼻梁应稍有弯曲弧度，鼻尖微翘，才能显示出鼻的美学曲线。圆脸的人，鼻梁可隆高些，而长脸的人，鼻梁则不可太高、太长。可参考鼻的美学参数主要是鼻面角约 25°～30°，鼻额角应为 120°～140°，鼻唇角 90°左右。很好地掌握鼻的美学曲线特点，且一定要根据患者的种族、性别、脸型、鼻梁的原有条件，以及不同民族及人群不同的审美标准，因人而异。

168. 隆鼻术可能会出现哪些并发症？如何处理？

隆鼻术尽管是一种安全性较大的鼻部美容手术，但是，由于置入假体是一异物，自体骨或软骨又必须从身体其它部位取材，因此，仍存在一定的手术并发症，主要包括：

①假体偏位：隆鼻术后，假体安放位置不正可造成鼻梁偏曲。并不是所有的鼻梁偏曲都是由假体安放位置不正引起，术后的肿胀或局部的少量血肿都可能引起视觉上的鼻梁不直，这种假性偏位不需要处理。假体安放不正造成的严重偏位需重新手术调整。5°以内的偏斜不必调整。

②异物反应：主要表现为手术后水肿不消退，切口不愈合，并有黄色液体从切口流出，这是机体的一种排斥反应，取出假体改用自体组织支架即可治愈。

③感染和局部皮肤溃烂：这是隆鼻术最为严重的术后并发症，表现为鼻部红肿、皮肤坏死、假体露出等。发生这种情况后，如果用抗生素不能控制感染，应及时取出假体，取出假体后遗留的局部凹陷畸形可用筋膜、软骨等自身组织填充矫正。

④植入硅胶假体的轮廓隐约可见，用手触及鼻根部时，植入体稍摇曳，假体在皮下漂浮、晃动。假体下坠，鼻根部呈阶梯状畸形，多是由于假体腔剥离过浅或假体雕刻不理想造成。应该及时取出重新修整后再植入。

⑤术后鼻背部皮肤发硬，或反光增强。皮肤变色，发白或呈灰暗色，有皮肤坏死的先兆征象。或鼻部出现小的

凹陷性小坑，尤其鼻背皮肤较薄的患者多见。

⑥鼻尖部充填过高，鼻头周围血管扩张、充血，皮肤变菲薄。久之，则红肿，组织呈瘢痕样增生，内有增生性肉芽组织。若局部破溃，有的常流黄水，皮肤坏死，硅橡胶鼻模外露。

以上两种情况多是由于假体过大或修剪不够造成，应尽快取出假体，视情况可同时再植入或3～6月以后再次手术。

第十章　除皱术

169. 面部的皱纹是怎样产生的?

随着年龄的增长，在人的颜面及颈部逐渐出现一些皱纹和皱襞。这些皱纹的形成是由各种因素造成的，如年龄越大，皮肤的弹性和张力越差，致表情肌收缩时出现的皱纹在肌肉松弛时也不能复原而依然存在，肌肉收缩时则更加明显，且日益增生加重至浅沟状。这类皱纹称为动力性皱纹，主要分布在表情肌比较发达的部位，方向垂直于表情肌，如额部横行的额纹、外眦部以外眦角为中心放射状的鱼尾纹、口周的纵向皱纹等。这些皱纹被称为动力性皱纹。此外，由于老年皮肤和皮下组织结构日益松弛，以及颜面骨质疏松、萎缩、牙齿脱落等原因，使面颈部皮肤向下发生滑坠，形成所谓重力性的皱纹

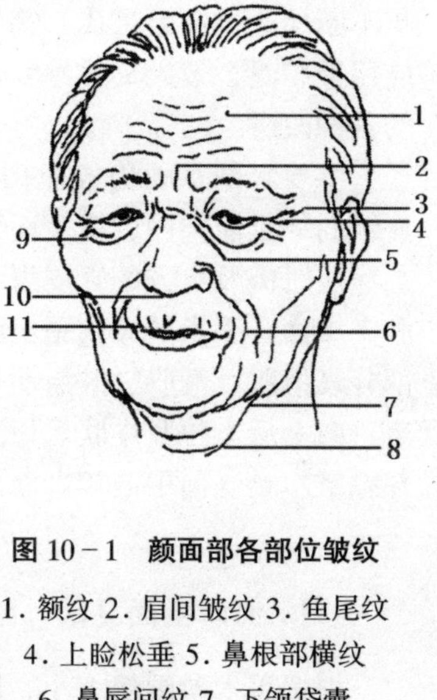

图 10－1　颜面部各部位皱纹

1. 额纹 2. 眉间皱纹 3. 鱼尾纹 4. 上睑松垂 5. 鼻根部横纹 6. 鼻唇间纹 7. 下颌袋囊 8. 颈部皱纹 9. 睑袋 10. 鼻尖下垂 11. 口角纹

(图 10－1)。

170. **何谓面部除皱术?**

皱纹是标志老年的特征，属于正常生理进程的形态变化。面部皱纹过多则显现衰老，会给病人带来心理上的压抑，部分病人会因此而影响工作、影响事业心。对深而密集的皱纹可进行面部除皱术，也称面部皮肤提紧术。目前手术只限于皮肤层的第一代除皱术，已基本淘汰，近几十年不断地改进有第二代、第三代、第四代手术，但是临床应用最广泛，效果又较好实用的仍然是第二代手术基础上的各种改进。

主要解剖基础构成肌肉腱膜系统（SMAS），它是一连续的纤维肌肉网，覆盖面颈部表情肌，并分出大量纤维与深层肌肉及上方的真皮组织，成为面部肌肉运动的起点和支撑面。手术的原则是：将松弛的皮肤剥离，适当切断部分表情肌（额肌、皱眉肌），并将 SMAS 向后方提紧固定，向上后方拉紧皮肤后切除多余的部分，缝合创口。面部除皱术是当前中老年者面部美容手术中最常施行的手术之一。

171. **何谓全面（部）除皱术?**

根据手术范围的大小，除皱术可分为全面部除皱术，面颈部除皱术，额部除皱术，颞部除皱术，额颞部除皱术。其中全面部除皱术范围最广，涉及面颈部所有区域，使整个面颈部松垂的皮肤得以拉紧。面颈部除皱术不涉及额部，可矫正三个比较明显的面部衰老征象，即深凹的鼻唇沟、松垂的下颌皮肤、颈部皱折和堆积的脂肪。额部除皱术和颞部除皱术的手术范围分别局限于额、颞部，两个部位同时手术为额颞部除皱术，额部除皱术可以矫正额部较深的横纹和眉间纵行皱纹，颞部除皱术对外眼角部的明显皱纹有很好的矫治作用，如果病人同时存在这些美容缺陷，则可做额颞部除皱术。

由于全面部除皱术损伤较大，临床上一般不主张一次做全面部除皱术，分次进行比较安全（图 10－2）。

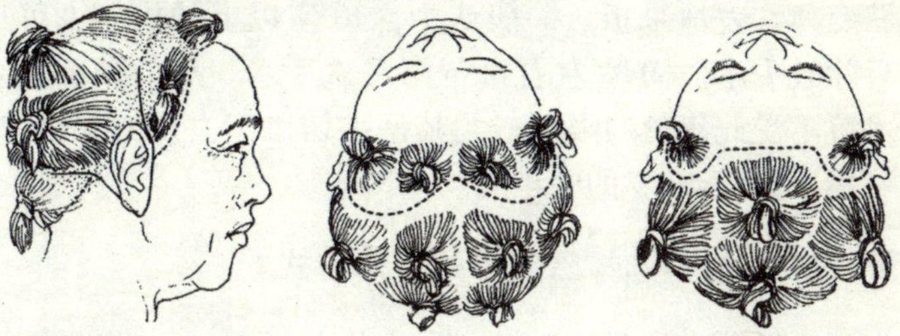

额颞部发际缘或发际后切口，耳前、后切口　　发际后切口　　额发际切口，颞发际后切口

图 10－2　除皱手术常用手术切口

172. 除皱术的美容效果能持续多久？

手术除皱术后，外貌可给人以年轻 10～20 岁的感觉。手术效果可维持 5～7 年或更长时间。家族性的遗传早衰，风吹日晒的生活环境，因疾病引起的严重消瘦等都不利于术后效果的维持。而术后若能保持良好的身体健康及心情舒畅，避免过多使用易引起皱纹的表情方式，如愁眉不展、吸烟等，加强局部皮肤的营养和保护，均有助于手术效果的维持。

173. 何时做除皱术为好?

施行除皱手术的年龄不宜过早。对一些因消瘦而出现皱纹常常要求手术除皱的年轻人，应加以劝阻。因为他们至中年期可能发胖，或随着健康情况的好转，皱纹有可能展平。若施行除皱手术年龄过早，则他在一生中可能要做3次手术，多次施行除皱手术对身体健康不利，也会使皮肤变薄，表情呆板。一般认为，40岁以上的中年人可进行除皱手术，60岁左右可行第二次手术。小的局部除皱术可不受此年龄的限制；尤其是小切口不去皮的除皱术，可用于30～40岁的中年人。

174. 如何选择除皱术的手术方式?

随着美容外科的发展，除皱术的术式也在不断的探索进步，目前临床上报道的有四种类型的除皱术式，其目的是希望用较简单的方法取得既安全又效果好的除皱效果。

(1) 皮下脂肪层除皱术

20世纪30年代Rees及Wood-Smit提出来的前额除皱的皮下分离技术，但认为效果不持久。1989年Wolfe又提出有效切除大量额肌、帽状腱膜、皱眉肌、降眉肌，切口延长到颞区和颧弓的皮下分离技术，取得了较好的效果，但以后又发现此法易引起前额皮肤麻木，伤口坏死，较重的脱发疤痕等。

(2) 帽状腱膜下层及SMAS层除皱术

这是1976年由Mitz等人报告的面颈除皱术中的表浅肌肉腱膜系统SMAS技术开始的。解剖已证实SMAS层、颞浅筋膜层、帽状腱膜、额肌及颈阔肌为同一解剖层次。

SMAS下层分离是利用在下面颈除皱术中。帽状腱膜下层分离技术是常规利用在前额除皱术，颞区的分离技术仍停留在皮下层，禁忌在颞浅筋膜层分离，其主要原因是颞神经支走行在该层的深面，如在其下层分离更易损伤该神经支。

（3）面部骨膜下剥离除皱术

1988年美国Psillakis对新鲜尸体解剖研究后发现，随着年龄的增加，由于骨质脱钙，导致老年颅骨体积减小，加以面部表情肌肉的活动减弱，脂肪组织堆积，皮肤变薄和弹性下降等造成面部软组织的整体松弛下垂的特点，他提出除皱术必须经骨膜下剥离并提紧后，面部软组织才能整体上提，建立新的位置关系，重新建立起年轻时骨和软组织的相互关系使术后效果更自然、更持久。但此法创伤大，手术复杂，费时长。术后上、下眼睑肿胀和瘀斑比传统方法严重。

（4）内窥镜除皱术

这是美国学者于20世纪90年代初提出来的新式除皱术。它在额颞部做小切口，利用内窥镜的照明，准确地分离，止血，切断额肌、皱眉肌及降眉肌，然后将皮瓣往上后方推移固定造成新的粘连，利用枕肌的收缩力量及皮瓣分离后本身会收缩约有10%的特点，达到去除额颞部皱纹的目的。此内窥镜还可用于面、颈部皮肤的除皱术中，但多余的皮肤要考虑切除。此法优点是切口小，疤痕小，出血少，损伤小，值得提倡。

我国学者根据临床实践参考SMAS筋膜及面神经走行特点提出了SMAS折叠提紧除皱术，根据内窥镜下除皱术的原理提出了不需内窥镜而做的小切口不去皮除皱术，目前临床较适用。SMAS 折叠提紧除皱术的主要步骤除了切除多余松弛的皮肤外，对松弛的 SMAS 筋膜及颈阔肌只是向外上方折叠缝合，而不是分离后将多余的去除，这样大大提高了手术的安全性，缩短了手术时间，效果同样不错。

小切口不去皮除皱术的原理是：额、颞部皮肤松弛产生皱纹后，通过利用将头皮分离后有收缩作用（一般为10%），又由于将分离的皮瓣向后绷紧固定，加上枕肌的收缩力量，头皮产生新的向上后粘连，达到使皱纹减少的目的。该术者适用于单纯的额部皱纹效果更好，合并有眼角鱼尾纹时也有一定的效果。

175. 手术除皱适合哪些情况?

目前，世界上流行的各种除皱方法中（如手术除皱、皮肤磨削除皱、化学剂除皱、激光除皱及胶原充填法除皱等）仍以外科手术方法最常施行且效果最好。

手术除皱最适合于面部皮肤褶叠下垂而没有细小的皱纹，并且皮肤有相当的弹性者。对皮肤萎缩、鼻唇沟过深、皱纹多而细小者，其手术效果要差一些。

176. 哪些因素会增加除皱术的危险性?

除了一般的危险因素外，以下几个方面对除皱术来说是最为“致命”的。

①出血倾向：术前服用阿司匹林等药物以及血压高于150/100 毫米汞柱的病人，术中出血的危险性增大。

②吸烟：吸烟会影响切口愈合，导致切口裂开、感染及瘢痕增生。

③血糖增高：隐性糖尿病的病人常常没有明显症状，术前筛查空腹血糖应列为常规检查，因血糖升高会导致伤口不愈合、感染、出血。

④伴有其它严重心肝肾等重要脏器疾病者。

177. 除皱术采用什么麻醉方法?

全面除皱术，由于包括全脸和颈部，手术时间较长，一般情况下需要3~4个小时。为了安全和减轻疼痛起见，应首选全身麻醉。但是全身麻醉常要插管，这在某种程度上妨碍了手术操作，而且有污染伤口的可能，需专业麻醉师，还需配备完整的抢救器材，因为全身麻醉有一定的危险性。

局部除皱术，甚至包括额、颞、面及全面颈除皱术都可以采用局部麻醉。为了减轻局麻患者的紧张和减轻疼痛，术前半小时宜注射镇静剂。临床经验证明用冬眠3号半量即安全又效果好。用法是杜冷丁50mg、非那根25mg混合后肌肉注射。

麻醉药最好选用利多卡因。因为利多卡因麻醉效果持续时间长，浸润性好，利多卡因尚有抗心律失常作用，尤对室性心律失常效果好。由于除皱术多为中老年人，因此在接受手术时，出现心律失常的几率多于青年人，故除皱术选用利多卡因比奴夫卡因要好。由于利多卡因的毒性比奴夫卡因强1倍，因此，在切口处可用0.5%的浓度，而在分离层次只用0.25%的浓度，每小时用量不宜超过0.4g。为了延长麻醉时间及减少伤口出血，在利多卡因药物内可加入少量肾上腺素，临床上应用时可用1:1000肾上腺素1ml（1ml相当于7号针头抽吸并滴出时25滴的量），抽 0.3ml 肾上腺素，加入 100ml 的利多卡因内是安全的。

178. 除皱术手术时间一般持续多久?

手术时间依术式的不同而有所差别，一般为 3 个小时左右。止血和处理 SMAS 系统是影响手术时间的主要因素。男性面部毛囊周围有大量血管网，术中出血较多，需用更多的时间止血，和女性相比，手术所需时间可能会更长。肥胖病人由于需要去除一定量的脂肪组织，所用时间也会延长。

179. 除皱术术前应做哪些准备工作?

除了一般的手术前准备之外，术前 3 天应开始用消毒药水洗头发（一般用稀释的新洁尔灭或洗必太），每日 1～2 次；术前医护人员还要将术区的头发剪除，其余部位的头发将被辫起以免影响手术。病人在术前午夜以后就不能再进食或饮水了。

180. 除皱术后恢复过程中应该注意什么?

(1) 疼痛处理

术后或许有轻微疼痛，也可能没有疼痛。较明显的疼痛可能是皮下淤血引起，也可能是包扎过紧造成。包扎过紧引起的疼痛稍微松解即可缓解，而由创伤或血管搏动引起的疼痛则需服用颅痛定等药物才有终止的可能。有的病人还会出现耳部疼痛，这是消毒液或其它污液流入耳内造成的刺激，治疗措施是将污液洗出并滴入抗生素滴耳液以预防感染。

(2) 包扎敷料

手术后，头颈部要用棉垫和绷带包扎2天以上。为防止血液淤积，切口部皮下还要放置引流条。引流条将在2天内拔除。包扎敷料被血液浸透提示有较多的渗血，这时，病人应告知手术医生以采取相应措施。

(3) 切口护理

洗浴：最早的洗浴时间是拆线后的第2天。这时，洗浴不能使用洗发剂等洗浴用品，洗后头发要用冷风吹干而不能用太热的风。2周后，洗浴时可使用普通洗发剂，但不能用粗糙织物擦洗切口部位。

(4) 理发

为防止皮肤灼伤，病人术后2周内不能烫发。2～3周后，病人可进行彻底的头发清洗和定型，如切口已完全愈合，病人也可在3周后染发。在切口完全愈合的情况下，术后6周还可以烫发，但烫发剂不能含氨，因为含氨烫发剂对皮肤刺激性较大。如果有一部分切口3周后尚未愈合，可在最后一处伤口愈合后1周进行烫发。

(5) 化妆

去除包扎后，病人可使用掩饰类化妆品掩盖伤口，厌恶化妆品的人也可用纱布遮盖伤口。去除包扎1周后，女性可像平常一样化妆。

(6) 防晒

术后6周内勿行日光浴。术后短期内切口部位受强光照射可使切口部位发生阳光灼伤或片状色素缺失。术后第一个夏季行日光浴时，手术部位应使用防晒剂。

(7) 切口愈合过程

面色苍白、青紫肿胀、正常表情活动消失是术后短期内最常见的临床征象。面部肿胀在术后 5 天内最明显，一般持续 2 周。由于面部肿胀，病人在说话和微笑时表情极不自然，这种不自然的表情会在 2～4 周内逐渐减轻、消失。除皱范围累及颈部时，由于颈部外层的肌肉被拉紧，颈部的紧绷感会特别明显，这种感觉将持续存在 5～15 天，也会在谈话和吃饭时偶然出现。颏面部及颈部的青紫大多由深部淤血造成。10 天后，面部的青紫可以消退，但颈中下部仍会呈淡紫色，尽管这些部位并没有手术，出现这种现象的原因是渗血因重力沿组织间隙下渗。浅黄肤色病人在术后 21 天内，可能会有轻微的皮肤黄染，这不是淤血造成，而是术后局部皮肤颜色变化的结果。耳后伤口的愈合会特别慢，吸烟特别是术后吸烟的病人，该部位切口的痂皮或溃疡可能持续 3～4 周。

鬓角部位的头发在术后一段时间内会特别稀疏，这是因为手术创伤使一些毛囊处于休眠状态。头发的重新生成需经 6 个月的时间。

(8) 拆线

缝线可在术后第 7 天拆除，过早拆线可能导致瘢痕增宽。面颈和全面部除皱术，耳后的缝线要保留到 7～14 天。

(9) 瘢痕

除皱术的切口瘢痕大多隐蔽在发际内，只有面颈和全面部除皱术会在双侧耳周留有较长的瘢痕。瘢痕始于耳上，经耳前、耳垂直至耳后发际。颈部去脂的病人颏下也会留有瘢痕。耳前瘢痕由于存在于皮肤自然皱褶中而不太明显，耳后的切口瘢痕可被头发遮盖，颏下的瘢痕更为隐蔽，只有病人仰头时才可能被别人发现。

(10) 术后睡姿

手术后，睡眠时应枕用较柔软的枕头，枕头过硬会增加耳后切口处的压力，使耳后切口愈合不良。同时也应避免不枕任何物品，因为这会增加颈部紧绷感。

术后 2 天内尽量抬高头部，保持头部静止，避免弯腰低头。

181. 面部除皱术后饮食应如何安排?

术后 1 周内以流质饮食和软食为主，轻嚼慢咽，1 周后可过渡到普通饮食，但仍应避免过于干硬的食物，如整个的苹果、大块的排骨等。饮食搭配除注意营养成分的全面外，病人可多食用猪蹄等含胶原较多的食物。

182. 面部除皱术后何时可以恢复工作和社交活动?

如果没有并发症和其它特殊情况，手术后 2 周可以恢复一般工作。过早参加舞会等社交活动可能使面部整容的病人感到心理不很坦然，因此，除非病人恢复较快或有较强的自信心，一个月内最好不参加舞会等社交活动。术后 3 周内如因一些应酬而休息太晚，则有可能出现面部疼痛等不适。

183. 如何评价面部除皱术的效果?

人的面部就像一张千层饼，皮肤、皮下组织、肌肉、骨膜层层相盖，最后包到骨骼上，美容医生的工作就是将这张千层饼擀光滑。过去，除皱术只是简单的面部皮肤拉紧，使发际后退似乎是医生可做的惟一工作，拉紧皮肤后的面部也极不自然，这和擀饼不能只擀一层是一个道理。

现在，除皱术不仅涉及皮肤，而且还涉及到皮下的深层组织；术中不但要去除多余的皮肤，还要去除面部堆积的脂肪。手术后面部的皮肤、肌肉、筋膜甚至骨膜均被拉紧，面部形态自然，手术效果也较持久。这些手术方法的改进尽管使手术过程更为复杂，但手术的安全性却并未降低，严重的手术并发症很少出现。

184. 面部除皱术可能会出现哪些并发症？如何处理？

（1）感染

由于头面部的血运丰富，一般说来感染率是比较低的，防治的方法是：术前 3 天受术者要将头发洗净，并用 1∶1000 新洁尔灭溶液浸泡，每日 2 次，每次 10 分钟，然后将估计需要切除的头皮部位的头发剪除一条，约 2.5～3cm 宽，两侧头发结辫后用橡皮筋扎住，以免散发落入切口及影响视野。消毒时用 1∶1000 新洁尔灭浸湿头发，消毒范围包括全面部、耳、耳后、枕部、颈部、肩部和上胸部。此外，术前要检查面部及头皮有无化脓感染及疖疮，如有感染灶必须在痊愈后方能手术。

局部感染表现为红肿、疼痛或发热，如不能及时控制时则在局部会形成脓肿，甚至扩散为全身性的化脓性感染。所以术后应注意观察，在局部化脓前应用大剂量敏感的抗菌素静脉点滴，以控制感染的发生；若局部已化脓，应及时打开伤口，予以引流。

临床可见的感染情况多半由于线头反应，或局限性血肿所致的无菌性感染。前者应及时拆线，清洁换药；后者必须及时引流。

（2）血肿及瘀斑

少量的出血在局部形成瘀斑，较多较快的出血则形成血肿。

防治：为减少瘀斑和防止血肿形成，术前四周须停服阿司匹林类药物，术前两周停服维生素 E、丹参等药物，月经期及其前后暂缓手术。应检查病人的出血、凝血机制及血压。出凝血机制不正常、血压过高时都不适宜做手术。术后剥离范围都应该用棉垫加压包扎 48 小时。做面、颈部除皱者，应在两侧乳突区发际内戳洞放置负压吸引管或橡皮片达颌下区引流 48 小时。

如果发生了血肿，病人会感到局部疼痛特殊，胀而剧烈，此时应及时打开敷料检查。如在血肿发生早期，出血尚未凝固时，用粗针头穿刺抽吸，把血肿中的血液抽出；血肿距切口较近时，也可打开部分切口将积血引出。在仍有明显的活动性出血的情况下，应该在手术室内打开伤口，重新止血。清除血肿之后应在局部放置引流并进行加压包扎。如果血肿中的积血已凝固，则需进手术室打开切口，清除血块，进行止血。

少量的皮下出血会在局部形成瘀斑，瘀斑一般可在 10 天左右消退。为加速瘀斑及局部肿胀的吸收，可于术后 5 天开始局部进行理疗和热敷。但此时面部皮肤的感觉尚未恢复，由于术中感觉神经皮支的损伤，感觉迟钝，理疗及热敷的时间和热量都应严格掌握，不能过分，否则会引起局部烫伤，形成瘢痕。

(3) 皮肤坏死

切除皮肤过多，缝合口张力过大，剥离皮瓣过浅、手术损伤、皮肤感染等多种原因都有可能增加皮肤坏死的机会。

防治：如果是小区域局限性的皮缘坏死，一般待痂下愈合，但脱痂后往往形成局限性脱发区，需二期修复。防止的方法是切除的皮肤不能过多，以防伤口张力过大。皮肤坏死还见于剥离皮瓣的局部坏死。因头面部血运丰富，大面积的坏死很少发生，但也要注意皮瓣分离不能过浅。在面颈部皮瓣下必须带有一层薄薄的脂肪，不能损坏真皮下血管网，否则就会造成局部皮肤坏死。在使用电灼时一定要注意电灼强度不要过大，以免从皮瓣反面灼伤皮肤。无论是表皮坏死还是全层皮肤坏死，初期均采用保守方法治疗，保持局部清洁干燥，等待坏死部结痂，此期应防止继发感染的发生。表皮坏死者，等待坏死部分分离脱落，视坏死表皮深浅的不同可能不留明显疤痕或只留表浅疤痕，表浅疤痕可于二期进行治疗。全层坏死的部分创面在痂下愈合，愈合后会在局部形成疤痕。这种疤痕二期根据具体情况进行切除缝缩或植皮治疗。

（4）切口瘢痕与切口裂开

原因：因切除皮肤过多而使切口张力过大，至切口缘血运差、缝隙大，愈合欠佳，愈合后疤痕明显。如拆线又较早就会造成切口裂开。缝合粗糙，创缘对合不好，切口设计不隐蔽，外露部位切口的缝线过粗等也会造成切口疤痕显著。预防的办法是：切皮要适当，使切口张力不至过大；切口设计要尽量隐蔽，缝合要细致，使皮缘对合良好；拆线时间应适宜，特别是有张力部位不能过早。额、颞部及耳后区缝线 10～12 天拆除；耳前和围绕耳垂的切口是外露的，此区的切口应在无张力情况下用 5/0 线缝合，5 天左右拆线。为使面颊部的切口隐蔽，耳前切口线可设计为沿耳前皱襞走行或把切口线的一部分隐藏在耳屏后。对于明显的切口疤痕，早期只能进行保守治疗，在疤痕表面贴敷瘢痕贴膏或外敷一些可促使疤痕软化的中药膏剂。在疤痕内注射类固醇制剂或康宁克通—A；进行音频等物理治疗等。切口已裂开时，应早期进手术室进行二次缝合。

疤痕软化周围皮肤松动后，如切口疤痕仍很明显，可考虑进行切口疤痕切除再缝合。手术前尽量把切口两旁的皮肤拉松，手术时在切口两侧做充分的分离，在无张力的情况下用细线精确地缝合切口。

(5) 秃发

原因：秃发常由于手术对头皮过度夹持和牵拉；切割头皮时破坏了毛囊；去除头皮过多至创口缝合时张力过大而造成创缘毛囊缺血坏死等原因造成。在分离颞部头皮时层次过浅，损伤了头发毛囊也会造成损伤区的脱发。

防治：为防止秃发，在切开头皮时要注意毛囊的方向，应顺着毛囊的方向切开，以保护毛囊。止血时最好应用头皮血管夹，不能用止血钳随意夹持而破坏毛囊。分离时注意要在毛囊深部分离层次。此外，头皮切除部分宽度要适当，以避免对头皮过度的牵拉和切口缘张力过大。

一般脱发可在手术后数周，至多到半年后会随着毛囊的修复而长出。如半年后仍不长出，说明毛囊的破坏是不可恢复的，需用手术的方法消灭秃发区。手术需待疤痕软化后进行，对秃发区较窄者可切除秃发区头皮，于切口两侧做充分的帽状腱膜下分离，在无张力的情况下缝合切口。如进行帽状腱膜下分离后切口仍有张力，可于切口旁侧做旋转皮瓣闭合切口。对秃发区较宽者，可于秃发区旁侧埋植组织扩张器，将头皮扩张后再进行秃发区切除缝合术。

（6）神经损伤

原因：主要是术者对面部解剖、面部神经走行不熟悉，剥离层次过深而引起。

防治：面部除皱术最严重的并发症是神经损伤，特别是面神经或其分支的损伤。面神经损伤也是最容易发生的。面部除皱术皮肤的剥离区域正好是面神经的分布区域，如剥离的层次和范围不正确，极易造成面神经的损伤。面神经及其分支的损伤会导致面瘫或不完全面瘫。预防的关键是在正确的层次和范围剥离。由于神经被麻药阻滞、压迫、牵拉导致的面瘫，可逐渐恢复。神经干被切断导致的面瘫则很难恢复，治疗起来也非常困难。选择性地施行面神经搭桥术可能会有所帮助。

（7）感觉异常

原因：由于面颈部皮肤和额颞部头皮被广泛分离，感觉神经皮支受到损伤，手术后常有头皮和面部皮肤木胀、感觉迟钝或蚁走感等感觉异常的情况发生。

这种感觉异常多在术后数周开始恢复，3 个月左右消失。应在术前向受术者解释清楚，不需要特殊处理。在感觉恢复正常之前面部皮肤感觉较迟钝，容易受到创伤，应注意保护。此时分离过的皮肤与基底间的血运建立尚不完善，一旦受伤很易形成瘢痕。

感觉神经主干的损伤会造成其支配区感觉的永久消失，所以术中要注意避免感觉神经主干受损伤，如在横断额肌时，应避免切断眶上神经支；在分离耳后皮瓣时，注意不切断耳大神经。一旦损伤应予修复，进行神经吻合。

第十一章 隆乳术

185. 哪些妇女适合隆乳术？

原发性乳房发育不良，哺乳后乳腺萎缩，单纯皮下乳腺组织切除后乳房畸形等都可以导致乳房过小，影响女性形体美，增加其精神及心理负担。尤其是出现以下五种情况的人，可通过隆乳术加以矫正：①总是感觉乳房太小，在购买服装时，臀围合适而胸围太大。②穿上泳装或背心时感觉到羞涩者。③分娩后乳房变小，并失去弹性者。④减肥后乳房的大小和形态改变，自己无法忍受者。⑤一侧乳房比另一侧明显要小的人。

186. 未婚女性能做隆乳术吗？

可以。对于未婚妇女，虽然隆乳术后不影响婚后哺乳，但如果手术发生感染可能影响哺乳和术后有疤痕，会对结婚、夫妻生活带来一些影响。在术前一定要告知，以免术后发生不必要的麻烦。

187. 隆乳术所用的填充材料是什么？

目前被广泛应用的而且经过长期临床实践被证实安全有效的隆乳假体是硅橡胶囊假体。其囊内容物有盐水、硅橡胶液、水凝胶液等。装有盐水的假体置入人体后，可以因盐水的渗漏而变小，而且盐水假体的手感不是太好，目前很少单独采用。硅橡胶液和水凝胶液假体较少发生渗漏且手感特别好，所以被广泛采用，但也有渗漏后引起局部组织红肿、硬节、化脓的危险性，因而也有采用双层囊的，即在硅橡胶或水凝胶囊假体外再加一层盐水囊，这样就增加了其安全性。

188. 什么是注射隆乳术?

注射隆乳主要是指将自体脂肪颗粒或聚丙烯酰胺水凝胶（PAHG）通过特制的长针头注射到乳腺腺体后间隙并通过按摩塑形来达到丰乳的效果。

亲水性聚丙烯酰胺水凝胶作为注射用软组织填充材料，是1997年由乌克兰引进我国市场的，商品名叫英捷尔法勒，英文名叫Interfall。理想的术后效果及各种严重的并发症均有文献报道，另外是否与乳房疾患有直接关系者待研究，所以业内人士对其临床应用问题仍存在争议，远期效果仍有待于长期观察和验证。注射英捷尔法勒隆乳只能在法律规定的范围内试验性的应用。

189. 自体颗粒脂肪注射隆乳术是如何做的?

第一步是在超量灌注肿胀液麻醉下，在腹部及髂腰部用负压抽吸出自体脂肪。抽吸出来的这些混合物除脂肪外还混有血液、肿胀液、破裂脂肪细胞的脂肪滴。

第二步是将抽出液纯化，方法是将脂肪混合物倒在双层纱布制作的滤袋内，以2000～4000ml生理盐水加32万庆大霉素反复冲洗，边洗边搅拌，去除纤维组织；较大块脂肪应予剪碎，冲净后分装于10ml无菌注射器中备用。

第三步，经乳房的外下象限皱襞作长1.5mm的皮肤小切口，用特制的钝头长注射针头将脂肪注射在皮下、乳腺后、乳腺体小叶间及胸大肌下层间隙。每侧 100～150ml。第四步，按摩塑形。

190. 自体颗粒脂肪隆乳术和硅胶假体隆乳术各有何优缺点？

下表可以比较出自体颗粒脂肪隆乳术和硅胶假体隆乳术的优缺点，求美者可以根据自身的条件加以选择。

项目	自体颗粒脂肪隆乳术	硅胶假体隆乳术
手术创伤	较小	较大
手术费用	较低	较高
手术切口及疤痕	无	有,但可以隐蔽或掩盖
排异反应	无	极少数人会有
术后乳房形态	不确切，可因脂肪吸收而缩小，或内分泌原因而增大	确切、美观、持久
致癌性	无	无

191. 隆乳术是否需要住院？手术时间多长？

隆乳术应住院。在一些条件较好的医院门诊手术室也可以施行，但术后至少需要留观 2～3 天。

隆乳术一般持续 1～2 小时。

192. 乳房下垂等乳房畸形可以做隆乳术矫正吗？

隆乳手术的目的是使乳房隆起、丰满。对轻度下垂的乳房，隆乳术还有一定的矫正作用，但对重度乳房下垂病人（如乳头已低于乳房下皱襞），单独采用隆乳术没有治疗效果，可和乳房悬吊术联合应用。有些女性乳房呈特殊异常形态，如呈垂帘状、乳头过度上翘、呈筒状等，单纯置入假体不能矫正这些畸形。

193．隆乳术怎样麻醉？效果如何？

手术可在局麻下进行，麻醉范围是双侧乳房及其周围组织。病人可能在术中有轻度疼痛，如果病人忍受性较差，基础麻醉加局麻，也可用全麻或高位硬膜外麻醉。

194．哪些因素会增加隆乳术的危险性？

患风湿及类风湿性关节炎或其他结缔组织病的病人应慎行隆乳术。许多专家认为，隆乳假体和结缔组织病之间没有直接联系，但是，临床上确实有一些病人在置入硅胶假体后出现了关节炎症状，而且这些症状在取出假体后趋于缓解。和正常人相比，风湿、类风湿病人更易因硅胶的异物反应诱发症状。术后出血是纤维挛缩的诱发因素之一，服用阿司匹林等抗凝血药物的病人及高血压病人术后容易发生出血，应暂缓手术。可疑患有乳腺疾病者，应在术前诊断清楚。

195．隆乳术者应如何选择适合自己的假体？

（1）假体大小的选择

临床上，医生大多把假体大小的选择权交给病人自己，这是因为，对于隆乳术后乳房的大小，病人有自己的期望值，这一期望值决定了术后病人的满意度。但是，由于病人不具有这方面的专业知识，她们一般不会确切地对假体大小做出选择，而只是给出一些较为模糊的要求，比如较大一点或较小一点等，把皮球再踢给医生，让医生做具体的判断。这种踢皮球式的假体选择方法往往造成医生的选择和病人的要求不一致，隆乳后乳房大小达不到病人的要求。

一个较为简单的假体选择方法是在乳房和乳罩之间放上大小和形态不同的假体，观察形成乳房的大小和形态，如果要求不是过于苛刻，通过这种方法基本上可以确定所用乳房假体的大小和形态。

有些女性两侧乳房大小并不完全相同，如果咨询查体时医生并没有注意到不对称的存在，病人可提醒医生，以便选择两个大小不同的假体，矫正乳房的不对称状态。

(2) 假体类型的选择

硅胶假体出现至今，已经历了许多次改进和演化。但是，这些改进并没有取得突破性的进展，各种假体之间没有什么质的区别。手术后纤维挛缩等并发症依然存在，只是发生率大小的问题。因此，在选择假体类型时，病人不要追求所谓的新类型，关键是质量。当然，病人并不知道哪种假体的质量好。这时，病人可问手术医生他最常用的是哪种，在他的病人中，有多少病人发生过术后并发症，发生率最高的是哪种假体等。尽管假体类型不是手术效果的惟一决定因素，但通过了解这些信息，病人对假体的优劣基本可以做出判断。

196. 隆乳术的切口在什么部位？留疤吗？

隆乳术切口常用的有三种，三种切口各有其特点，应结合患者要求及实际情况选用（图 11－1）。

①乳房下皱襞切口：乳房下皱襞切口距离乳房较近，用手指的长度能够剥离所要分离的范围，放置假体也方便。切口一般较短。通常放置 180～200ml 的假体，切口

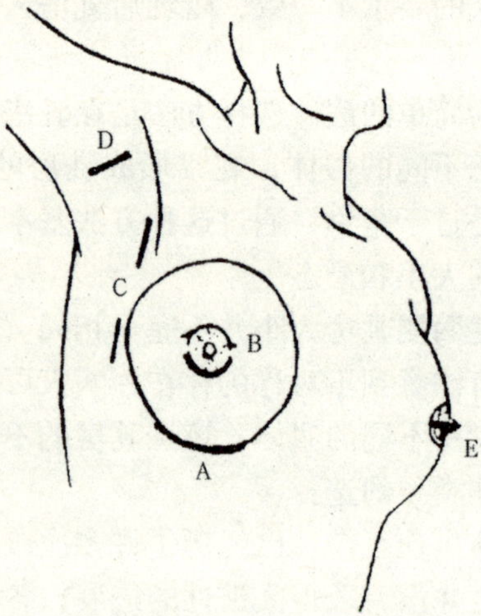

A. 乳房下皱襞切口 B. 乳晕边缘切口
C. 腋前皱襞切口　D. 腋窝切口
E. 经乳头乳晕切口

图 11－1　隆乳术常用切口

长度 2～3cm 即可。由于皮肤有弹性，可牵拉，使切口变长，因此皮肤切口稍小，里面皮下组织及胸大肌切口可稍长，这样有利放置假体。切口应选择在乳房下皱襞靠外侧部位，内端不要超过乳头垂直中线，由于此切口是顺皮纹方向，切开皮肤后，切断的弹力纤维少，因而愈合后疤痕不明显。即使有疤痕也可通过戴乳罩完全遮盖掉。此种切口还方便引流，一旦术中有血肿需要放置橡皮引流条时，因切口在外下方，无论卧位，坐位，瘀血渗液均易从伤口流出。

②腋窝切口：腋窝切口又有腋窝上切口及腋窝前线切口两种。前者术后切口疤痕隐蔽；后者疤痕虽隐蔽，但由

于两臂经常活动牵拉切口处，且切口并非顺皮纹方向，故疤痕甚明显。此切口距离剥离的范围较远，剥离腔隙显露不易，一般人的手指均达不到，需借助特殊钝剥离器械剥离。但剥离器械没有手指剥离感觉好，特别是对一些小的牢固的纤维条索剥离效果不理想。此切口在卧位时引流尚好，但在坐位时则较差。腋前线切口形成的疤痕在夏季女性着无袖衫及泳装时易暴露。

③乳晕切口：乳晕切口可选择在乳晕下方的周缘做长3～4cm的半月形切口，对于有轻度乳房下垂者可选择在乳晕上方的周缘做半月形切口，并切去一部分皮肤。

此法的优点是它在乳房下线和腋下都不遗留切口疤痕，它在乳晕周缘的切口疤痕，由于乳晕的肤色较暗，且有结节状的乳晕皮脂腺伪装，故不明显。此法的缺点较多，如：

A. 切断部分输乳管，容易导致感染。

B. 切断腺体容易引起乳腺阻塞。

C. 可能损害乳头的感觉。

D. 手术出血较多，而引流又较困难，除非用负压引流，瘀血很难引出。

E. 此法仅适合于空囊型假体的植入充注盐水的术式，不甚适合于硅胶乳房假体的植入。因后者常需要较大的切口，而乳晕切口则常嫌小，若延长则疤痕明显。因此，这种切口在临床上目前应用也较少。

197. 隆乳术假体放置在哪个层次较好？

在平卧时，女性乳房像两尊精雕细刻的雕像，稳稳地安放在胸部肌肉上面。根据乳腺腺体和肌肉的层次关系，隆乳假体可安放在乳腺和肌肉之间，也可安放在肌肉下面。具体的安放位置可由医生和病人协商决定。

假体放置在肌肉下面的优点是减少了纤维挛缩的发生，这可能是胸部肌肉对假体周围的纤维瘢痕组织持续压迫伸展的结果。但这并不是说这种术式不会发生挛缩，只是发生率减少而已。假体置入肌肉下面术式，手术范围较广泛，术后疼痛较重，健康恢复时间长。

假体放置在乳腺和肌肉之间疼痛较轻，手术范围小，但挛缩发生率增高。

198. 隆乳术后应如何处理?

①疼痛处理：明显的疼痛多发生在术后24小时内，严重的疼痛需服用止痛药物。手术后的2周内，乳房的下坠抖动有时也会引起疼痛，戴用合适的乳罩对此有良好的预防作用。一侧乳房突然发生肿胀疼痛则提示假体周围有严重出血或感染。

②愈合过程：手术后，乳房组织肿胀僵硬，体积看上去也更大些。随着肿胀的消退，2周后乳房基本上可以恢复其正常形态。恢复慢的病人则需6周的时间。

③包扎：在手术后的24～48小时，乳房多用弹力绷带包扎。手术切口在腋部的病人，手术后用弹力绷带包扎更为重要，这可以防止置入假体的向上移位。手术后2周内，除洗浴时外，病人均需佩戴乳罩。

④切口护理：手术后应定时为切口换药。手术后可以洗浴，但在术后1周内，必须保持切口部位及乳罩的干燥。为防止乳房疼痛，术后洗浴时可佩戴乳罩，浸湿的乳罩在洗浴后更换。1月后洗浴时可以不戴乳罩。

⑤缝线：切口部位缝线多在1周左右拆除。

⑥瘢痕：瘢痕在术后6周内会呈粉红色，质地较坚韧，此后或许没有多大的变化，也可能在6个月内有轻度的增宽。6个月后，瘢痕开始软化，随着时间的推移逐渐变得不明显。增宽的瘢痕不会再变窄。现在广泛应用腋窝入路，切口瘢痕隐蔽，已经不再是主要的美容问题。

⑦在手术前后的几周或几个月内，病人应穿较为宽松的外衣，避免因乳房大小突然改变而引起他人注意。

⑧隆乳术后佩带与乳房大小相当的乳罩，此在术前就要准备好。

⑨手术后，乳房皮肤的皮脂分泌减少，易出现乳房皮肤干燥。术后2周内，病人可用护肤膏每天擦拭皮肤2次以减少干燥刺激。

199. 隆乳术后是否需要戴乳罩?

隆乳术后医生会即刻在乳房四周，尤其是外上方放置棉垫或纱布敷料，然后用胸带固定。一般在术后2～3天拆除胸带和棉垫并立即在假体上方的胸部用带尼龙搭扣的较宽的松紧带固定7～10天左右，此时假体周围的纤维包膜组织已初步形成，其位置一般不会变动。但卧位时为防假体向外或向上移位，术后最好配戴定型乳罩至少4周。

200. 隆乳术后为什么要进行乳房按摩？如何按摩?

隆乳术后，最常见的并发症是在假体周围形成一纤维组织囊，它实际上是假体周围的一薄层瘢痕组织，这种瘢痕组织有挛缩的趋势。挛缩使假体被压缩，出现隆乳后假体变硬。新生瘢痕在6个月后其收缩特性会逐渐消失，因此，手术后的6个月内，乳房的按摩运动可使生成的纤维囊被牵拉松弛而有助于保持乳房的柔软特性。游泳、做轻微的提举运动也有一定的效果，但慢跑、跳舞等运动无效。现在有人主张尽早按摩并加大按摩力度，但具体的按摩时间和方式目前尚未统一。术后病人可在手术医生的指导下按摩。这里介绍一套简单的自我按摩方法：

①用掌根用力，以乳头为中心，交替向上、下、内、外四个方向推按，每个方向6次。

②用手掌心正对乳头，向下按压的同时，作顺时针旋转动作6～12次，然后再作逆时针旋转动作6～12次，或顺、逆时针动作交替进行。

③以拇、食、中三指腹提捏乳头，每次提起10秒钟，然后放松，共6次。

④用手掌心正对乳头，垂直用力，按压、放松交替进行，每个周期20～30秒。

⑤注意事项：自我按摩手法要适中，以自觉能忍受为度；在作皮肤推拿时要注意“手在皮肤而力深在”以免损伤皮肤；用力的方向：不可将乳房向外、向上过度推挤，以防假体移位。

201. 隆乳术后什么时候可以恢复工作和社交活动？

拆线之前，病人应以休息为主，过早参加工作可能因疲劳而不利于切口的愈合，同时，乳房的碰撞还可能造成假体移位或乳房内部出血。10～14天后参加工作是安全的。脂肪颗粒隆乳病人手术后即可参加工作，不会有太大的伤害，但最好休息几天。手术2周后病人可参加舞会等社交活动，但应避免上肢的长久抬举和胸部的碰撞。

202. **隆乳术后何时可以参加体育锻炼?**

2 周后病人可循序渐进地进行体育锻炼，开始可做体操、游泳等动作较为缓慢的运动，然后逐渐增加运动强度。为避免乳房抖动造成的疼痛，术后 1 月内参加体育运动时应配戴乳罩。手术后做操、做轻度的提举运动有利于肩胸部肌肉的锻炼，对乳房也有一定的按摩作用，病人可根据医生的指导有计划有步骤地进行。

203. **隆乳术后何时可以恢复性生活?**

术后 2 周内，乳房对性触摸反应不敏感，还会有疼痛等不良感觉。3 周后可恢复性生活，但仍应慎重为之，避免对乳房造成伤害。

204. **如何评价隆乳术的效果?**

硅胶假体隆乳术已有 30 多年的历史。除部分病人出现纤维挛缩外，该手术几乎不会引起什么不适。尽管有关节炎等自身免疫性疾病的报道，但这些疾病是否由硅胶假体引起至今尚无定论。脂肪颗粒注射隆乳术的操作简单，病人痛苦小，是一种较为安全的手术方式。但是，受成活脂肪量的限制，一次注射的脂肪量不能太多，达到治疗效果需要经过多次注射。此外，有人认为没有成活的脂肪颗粒可造成乳房内散点状的纤维化和钙化，这些变化容易和乳房的其它病变如早期乳房癌变混淆，造成误诊误治。隆乳术后，乳房形态大小符合本民族大多数人的审美标准及本人的要求，不单纯是乳房的增大，而是整体均称，具有人体曲线美等。乳房是女性最具魅力的部位之一，当一位妙龄女郎昂首挺胸地在大街上行走时，人们最先关注的就是她的胸部。胸部平坦的女性为了避免尴尬，走路时常不敢昂首挺胸，这些女性在生活中也往往缺乏自信。对于这些女性，隆乳术可以帮助她们找回自信。还有一些女性在哺乳后乳房变小，隆乳术也可帮助她们找回那些失去的感觉。

205. 隆乳术可能会出现哪些并发症？如何防治？

（1）轻微不适

包括乳房或乳头的感觉迟钝，因肿胀而使乳房显得过大和偶尔出现的瘢痕增宽等。手术可使整个或乳房的部分区域感觉迟钝数周甚至6个月，个别病例持续达1年，极个别则无恢复的希望。手术损伤会使乳房对性触摸的敏感性降低数月，也有些女性会在手术后感到乳头对性触摸反应增强。

（2）血肿

术后发生血肿并发症仅占1%，通常发生在术后24小时内，表现为局部持续性疼痛或跳痛、肿胀、严重者可出现皮肤瘀斑。可能是由于手术剥离范围大，创伤大，而又无法在直视下看清出血点，故易发生血肿。

防治：血肿出现后不立即排除会导致血运障碍，引起皮肤或乳头坏死；若血肿机化会导致乳房纤维囊性变，乳房发硬。

为预防血肿形成，在解剖剥离乳房腔穴时，应在肌间隙中进行。为避免撕破肌肉，手术操作要轻柔。遇较大血管时应结扎止血，必要时用温盐水纱布填塞腔穴，止血后再植入假体，术后加压包扎24～48小时。

如血肿一旦发生，应在严格无菌操作下取出假体，清除血凝块，严密止血后再将假体植入，并放置负压引流。

（3）感染

感染较为少见。表现为乳房出现部分硬结，创口不愈合，与假体所在腔穴相通，有多量稀薄脓性分泌物渗出，细菌培养常为杆菌感染。

防治：应及时取出假体，在彻底扩创后重新一期植入新乳房假体，并同时给以青霉素、庆大霉素肌肉注射。为预防感染的发生，对硅胶乳房假体必须高压消毒而不能用消毒液浸泡；术中应无菌操作，尽量减少创伤；术后应及时给予抗菌素。

（4）纤维囊挛缩乳房变硬

此并发症的发生率为5%～40%不等，且以右侧乳房为多。表现为外形不美观，乳房变形，两侧大小不对称，手感发硬，假体活动度差，有时可见到乳房表面静脉曲张，受术者有胸部活动轻度受限感及异物感。此并发症的原因不明，可能与以下因素有关：

①组织对乳房假体刺激的反应，造成结缔组织包绕形成纤维囊，这是一种保护性反应。

②术中出血较多，血肿机化加重了纤维囊的硬化。

③剥离腔穴过小或假体偏大，促使乳房肌肉皮肤张力增大而变硬。

④假体表面沾敷有织物纤维、滑石粉等。

⑤患有风湿或类风湿等组织疾病。

纤维囊挛缩一旦形成，必须手术取出假体并松解纤维囊后重新置入。所以，处理该并发症的关键在预防。措施包括：

A. 术前要认真检查受术者的胸宽及胸大肌是否发达。根据受术者的条件决定假体的容积。假体不宜过大，中国妇女以 140～200ml 为宜。

B. 术前要认真设计画线，剥离腔穴应足够大。

C. 术后假体腔内常规放置引流管并持续负压吸引 24～48 小时，以防积血。

D. 在手术操作过程中，假体不可接触纱布、敷料等，假体应在 95%乙醇中浸泡 15～30 分钟并用盐水冲净后置入。

E. 每侧假体腔内可注入庆大霉素 16 万 u、地塞米松 5mg。

F. 术后 2 周～6 个月内坚持每天 2～3 次乳房按摩。

(5) 假体偏移

假体偏移一般向上、外的情况多见，因为乳房上、外方的胸大肌组织较松弛。

防治：设计剥离范围时，应以乳头为中心，但向上、向外的剥离范围应比向下、向内少 1～2cm。术后若假体偏移，应及时取出假体，重新剥离。

206. 隆乳术会引起乳房癌变吗？

不会。2000 年 11 月美国国立卫生研究院报告了对 13500 例硅凝胶乳房假体受术者的追踪研究结果，显示手术组妇女的乳癌发病率并不比未手术组的对照组妇女高。另一个独立的医学专家小组所做的研究显示，用硅胶乳房假体隆胸的妇女出现免疫系统异常的概率并不比一般人高。

第十二章 缩乳术

207. 什么样的乳房才算符合美学标准？

美而理想的乳房应该是：①丰满、匀称、柔韧而富有弹性。②乳房的位置比较高，在2～6肋间，乳头位于第4肋间。③两乳头间隔大于20cm，乳房基底面的直径厚10～12cm，乳轴（从基底面到乳头的高度）为5～6cm。④形状挺拔，呈半球形（图12－1）。

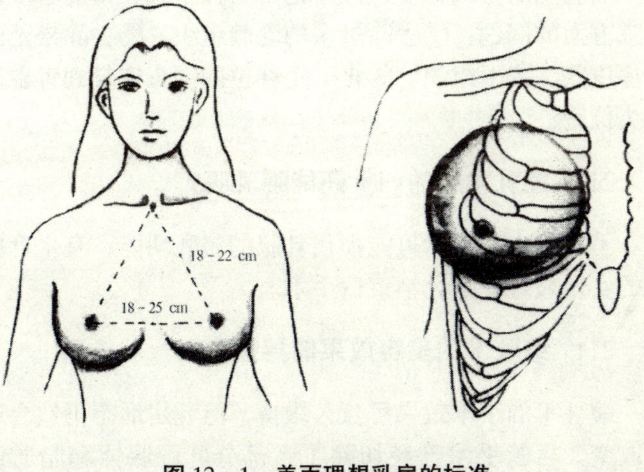

图12－1 美而理想乳房的标准

208. **什么是缩乳术?**

缩乳术也称乳房缩小整形术、乳房缩小术、巨乳整形美容术等，目的是通过切除过多的乳房皮肤和乳腺组织使乳房体积减小从而缓解由较大乳房引起的背痛、肩痛以及乳房下皱襞的糜烂刺激等生理不适，消除一些女性由于乳房过大而引起的心理障碍。缩乳术后有的女性可能会丧失哺乳功能，因为手术中即使不切断乳腺导管将乳头移位，由于需要切除较多的乳腺组织以及与其相连的输乳管，乳房的泌乳功能也会被严重损害。

209. **缩乳术能解决哪些乳房缺陷?**

缩乳术的术式很多，但无论哪一种术式，都能解决以下三方面的问题：①去除过多的乳腺组织。②去除松弛的乳房皮肤、皮下组织。③将下垂移位的乳头恢复到青春期乳头位置。

210. **缩乳术后的妇女还能哺乳吗?**

不能。由于手术可能损伤乳腺的泌乳功能，有生育愿望的女性最好在哺乳结束后手术。

211. **缩乳术的美容效果能持续多久?**

缩乳术的手术效果可长久维持，但乳房形态仍然会逐渐改变。尽管手术已经切除了大部分乳腺腺体和脂肪组织，但保留的腺体和脂肪组织仍有再度增生的可能。预防体重过度增加可能有助于术后美容效果的维持。

212. 缩乳术是如何进行的?

根据乳头乳晕转移方式，缩乳术可分为乳头乳晕游离移植和带蒂移植两类。游离移植是先将乳头乳晕切下，乳房塑形后再将其移植到乳房相应位置。游离移植的乳头乳晕不易成活，术后形态较差，现在已很少使用这种方法。乳头乳晕带蒂移植能保障移植组织血运，术后形态色泽良好，容易被病人接受。手术有水平双蒂、水平单蒂、垂直双蒂、垂直单蒂以及双环形切口乳房缩小等术式，各手术方法有相似之处，不过就是在保留乳头乳晕的基础上，切除增生的乳腺和脂肪组织以及多余的皮肤，将乳头移至正常位置，乳房重新塑形缝合。

213. 哪些因素可能会增加缩乳术的危险性?

能增加切口感染，影响切口愈合的因素包括乳房感染病史、肥胖、特大巨乳和吸烟等。术前有乳腺炎、乳腺脓肿等乳腺感染性疾病的病人，术后发生切口或乳腺感染的可能性增加。肥胖病人手术局部供氧较差，机体抵御细菌的能力较低。乳房过大而且过度松弛的病人手术时间长，创伤大，发生切口感染的危险性也会增加。吸烟影响切口愈合，应在术前 2 周内戒除。

能增加出血的因素：口服避孕药物、进行激素替代治疗以及服用其他抗凝药物的病人，术中出血可能较多，最好在术前 6 周甚至 3 个月前停止服用这些药物。为避免术中创面出血，手术还应该避开月经期。

伴有重要脏器、肝、肾等严重疾患者，不应手术。

214. **缩乳术需要住院吗?**

缩乳术的手术创伤较大，应该到较大的美容中心住院治疗，一般需要住院 7～9 天。

215. **缩乳术需用什么麻醉？手术时间多长?**

缩乳术一般采用全麻或硬膜外麻醉。如果手术顺利，一般需要 2～4 小时。

216. **缩乳术会留疤吗?**

缩乳术肯定会遗留有不同程度的疤痕，但这些疤痕一般都会设计在乳晕边缘及乳房下皱襞处，隐蔽性较强，一般不致有不良影响。

217. **缩乳术后处理应注意什么?**

（1）疼痛处理

疼痛以手术后第一天最重，第二天即有所缓解，剧烈的疼痛可使用吗啡类止痛药，轻微的刺痛用扑热息痛即可很好缓解。

手术后的一段时间内，乘车颠簸可引起乳房疼痛不适；手术后的第一次月经期内，乳房也能感到较为明显疼痛。减少乳房颤动可预防前者，后者可口服止痛药物，等待月经期乳房充血肿胀的结束。

（2）愈合过程

手术后，乳房的肿胀要 6 周后才能明显消退。淤血部位在术后第 1 周表现为青紫，2 周后则呈淡红。术后几周内，乳房会感到阵发性刺痛，刺痛一般持续数秒乃至 1 分钟，这是受损伤神经逐渐修复的表现。

(3) 包扎

术后数天内，乳房用绷带包扎，去除绷带后，病人可穿戴弹性背心，也可使用大号的乳罩，乳罩比弹性背心更舒适，对皮肤没有不良刺激。

(4) 切口护理

术后 1 月内，无论白天黑夜病人均需穿戴乳罩。乳房下部的切口愈合较慢，而且还会有几处切口形成溃疡。溃疡形成部位的切口可用抗生素液体湿敷。

乳晕周围的缝合线多在手术后第 7 天拆除，其它部位的缝线在术后 10～14 天拆除。

有时，一些靠近皮肤表面的深部缝线会因机体的排斥反应而逐渐露出。缝线排出的表现是：切口部位出现小的黑色斑点、水疱或针尖样孔隙。排出的缝线应由医护人员精心拆除。排斥反应造成的问题多是暂时的，对切口的愈合无严重影响。

(5) 瘢痕的处理

瘢痕形态在不同病人可有不同的表现。一般是围绕乳晕的一圈瘢痕，向下延伸至乳房下皱襞成为长条形瘢痕。乳晕周围的瘢痕一般较平整，有时也较宽并出现隆起。从乳头到乳房下皱襞的瘢痕一般较宽，而乳房下皱襞部位的瘢痕在近前胸部较宽，在体侧部较平整。

缩乳术的切口设计已使术后的瘢痕尽量隐蔽，即使这样，术后瘢痕仍然是该手术的最主要问题。术后瘢痕的发生情况是难以预测的，有的病人可能只是线样不明显瘢痕，有的病人则可能呈较宽的隆起状。多数病人的瘢痕发生过程是：术后前 6 周，瘢痕隆起呈红色，宽度增加；术后6周～6个月瘢痕逐渐消退，软化变平；1年后瘢痕变平整，呈白色或淡红色。1年后仍不平复的瘢痕需要手术修复。

218. 缩乳术后何时可以恢复工作和社交活动?

手术后1周内应避免任何工作；2周内可适当参加工作或学习，但仍会有疲劳感，白天过度劳累夜间还会感到乳房胀痛不适；旺盛精力的恢复要到手术3周后。

手术2周后病人可循序渐进地恢复体育锻炼，从体操、游泳等动作较为缓慢的运动开始，逐渐过渡到强度稍大的运动。

病人还可参加时间较短的晚餐会，3周内避免熬夜和长时间的跳舞。

219. 缩乳术后何时可恢复性生活?

性兴奋可加重乳房胀痛，性生活在术后3周内应该避免。3周后，如果切口愈合较好，性生活则可适当恢复，但要避免乳房的触摸碰撞。6周以后，触摸乳房即不会再感到不适。由于术中切断了许多皮肤的神经，在这些神经恢复前，乳房感觉迟钝，对性刺激不敏感。

220. 如何对待缩乳术后病人的心理问题?

行美容手术的女性一般不希望他人知道自己做过美容手术，她们已经被人注视了太久，不希望手术以后再次被人注视，因此她们对别人的目光十分敏感，而体型的巨大变化却不会不引起周围人好奇的目光，这就给她们带来新的心理压力。

缩乳术病人术后常表现得既喜又悲。一方面，手术解除了巨乳造成的身心痛苦，她们对手术结果感到满意；另一方面她们又表现出一定的情感障碍，变得抑郁、神经质。有的病人看到其他女性高耸的乳房就开始怀旧，还有的病人觉得缩乳术后她们失去了不同于他人的地方，甚至失去了自己的个性特征。于是，她们又力求保持原来的特色。

为了避免手术后的心理障碍，缩乳病人手术后应及时进行心理调节，适应新的体型特征和角色。病人还可以把手术时间安排在秋冬季节，以便于进行有效的术后掩饰。

221. 如何评价缩乳术的美容效果?

缩乳术不仅仅是一个美容手术，它还可消除巨大乳房所造成的肩背疼痛，消除巨乳造成的心理负担，多数病人在手术后对手术结果表示满意。理想的标准应该符合以下条件：

①创造一个具有理想大小和形状的乳房、乳头和乳晕。

②小而隐蔽的手术疤痕。

③保存乳头的良好感觉。

④尽量保存乳房的泌乳功能。

⑤没有术后并发症或经处理后不影响外观。

⑥远期效果仍然满意。

222. 缩乳术可能会出现哪些并发症？如何处理？

(1) 创缘皮肤坏死

可能分离的皮瓣过薄或损伤了真皮下血管网，造成创缘部位皮肤血供不好，发生坏死。皮肤坏死后呈棕黑色痂皮。也可能为皮肤切除过多或缝合张力过大。

防治：术中避免去除过多的皮肤，乳腺组织去除应适量，缝合时倒“T”中央处皮下应无死腔。皮肤坏死一旦发生，待坏死部位痂皮脱落后，换药至创面新鲜，然后采用游离植皮或局部旋转皮瓣进行修复。修复后对缩小成形的乳房外观有一定影响。有时如皮肤张力允许，可在半年后行疤痕切除直接缝合。

（2）血肿

术中应采用电凝止血及结扎止血为主，乳腺组织出血很难用纱布压迫止住。对较大血肿应去除缝线，清除血肿后再行缝合，并置放橡皮引流条 24～48 小时。对小的血肿可以理疗，每日 1 次；或口服三七片或丹参片，促使自行吸收。

（3）感染

原因可能是手术操作不当破坏了血运或降低了组织活力；血肿有时也可合并感染。手术中污染伤口。

防治：巨乳缩小术是一种大的美容外科手术，必须在极其严格无菌条件下，由有经验医生执行。感染发生，开放创口充分引流，局部加强换药，全身选用敏感抗生素治疗。

（4）乳头乳晕坏死

在切乳晕环形切口时，切口过深破坏了乳晕周围的真皮下血管网，也会影响乳头乳晕的血液循环。电凝止血时，电流过大，也可能影响乳头乳晕的血供。

预防的方法有：

要选择对乳腺组织及乳头乳晕血供破坏少的手术方式。

切开乳晕周边时不应切透真皮层，以保留乳晕外圆1～2cm的真皮下血管网对乳头乳晕的血供。

注意无创技术，止血时钳夹要轻，电凝止血时电流不宜过大。

如一旦发生乳头乳晕坏死，则应在坏死的组织完全脱落后，采用对侧一半乳头乳晕或小阴唇皮肤进行游离移植，打荷包固定包扎进行修复。

(5) 术后两侧乳房大小不对称

有些患者的两侧肥大乳房在术前即不对称，如一侧较大而另一侧较小，在术前设计切口时又未能正确估计两侧去除多余乳腺组织的多少，则术后可出现两侧不等的外形。另外，医生在分两组同时做两侧乳房缩小术时，去除的组织未能充分协调比较，也可能出现两侧不对称情况。

防治的方法有：

①术前设计时应充分估计应去除组织量的差别。术中应观察两侧切除的组织量是否一致。

②术中两侧在拉拢缝合后应仔细对照，包括乳头乳晕的移动位置及塑形后两侧外观对称的程度等。

③如术后发现两侧乳房明显不对称，需再次手术将较大一侧行切除缩小整形手术。

④术中主刀者，两侧乳房最好由一人担任。

⑤孟德尔氏病

可能由于手术切除胸部皮肤及乳腺等组织影响了胸腹壁静脉的回流，导致胸腹壁静脉炎即孟德尔氏病。可发生在一侧或两侧。

防治：应减少手术中损伤组织、结扎过多血管。一旦发生采用理疗、止痛及应用活血化瘀的方法治疗。

第十三章　吸脂术

223．什么是吸脂术？

吸脂术即脂肪抽吸术，又称吸脂减肥术和体型雕塑术，它可以永久性地除去人体一些部位过度堆积的脂肪细胞，再现人体的形体美。但脂肪抽吸术不能使人消瘦，也不能代替减肥，它只可以消除臀部腹壁等部位单靠一般减肥方法难以奏效的过度肥胖。另外，吸脂术不能改变吸脂部位皮肤的质地，更不能消除腹部的妊娠纹。

224．吸脂术的原理是什么？

脂肪抽吸手术是应用负压原理，通过皮肤小切口吸取皮下堆积脂肪的一种美容手术。其目的是改善体形和医治肥胖所造成的功能障碍。抽吸器械包括吸头、联接导管以及负压引流器。抽吸的部位为腹部、臀部、大腿部、小腿及下颌堆积的脂肪（图 13－1）。

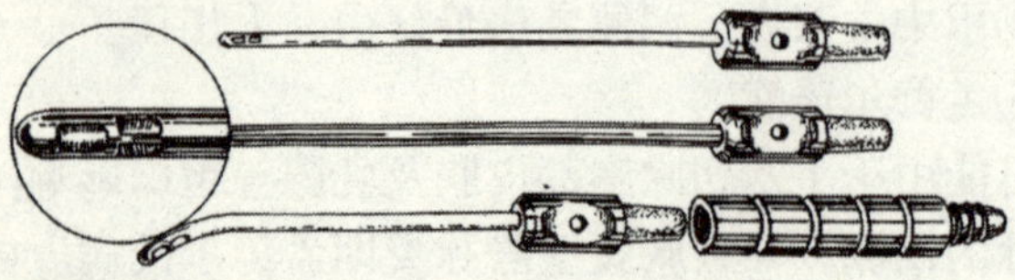

图 13－1　负压脂肪抽吸管

225. **哪些人适合做吸脂术?**

一般说来，局部脂肪堆积或以局部脂肪堆积为主的轻、中度肥胖为最佳适应症。周身弥漫性单纯性肥胖有弯腰、下蹲、步行等障碍者，也可经此手术得到改善，并部分改变其外形。伴有腹壁皮肤松垂者，同时行皮肤脂肪切除术效果更佳。行脂肪抽吸术的受术者，应皮肤弹性良好，术后皮肤方可自行回缩。为此，对于受术者年龄应加以选择，一般说来，脂肪抽吸术特别适合于皮肤弹性好的年轻人，最大年龄的限制，西方人为35～40岁，东方人可为40～50岁。此外，对受术者的心理因素也应有所选择，对于抽吸术的疗效持有不切实际的幻想者应慎重施此手术（图13－2）。

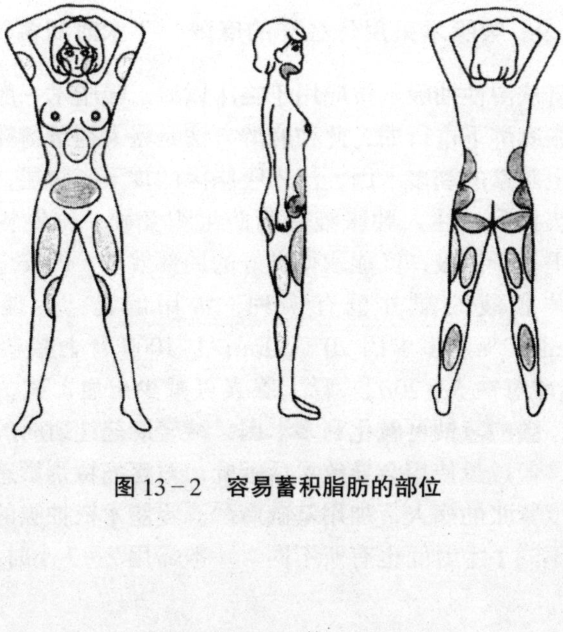

图13－2　容易蓄积脂肪的部位

226. **吸脂术后还会反弹吗?**

人体脂肪可分为深部和表层两部分，表层脂肪分布状况决定了一个人的体形特征。多数专家认为，人体脂肪细胞的数量在青春期后即保持一稳定值，局部过度肥胖是由该处脂肪细胞过多贮存脂肪后体积增加造成。吸脂后局部脂肪细胞数目减少，在适当的饮食和体育运动调节下，一般不会再度出现肥胖。

227. **吸脂术需要住院吗?**

小范围的脂肪抽吸术可以在门诊进行，过度肥胖或抽吸范围广泛的病人须住院观察 3～5 天，以预防和减少并发症。

228. **吸脂术采用什么样的麻醉? 手术时间多长?**

自从湿性抽吸术被应用于临床以后，吸脂术一般都是在肿胀麻醉下进行的，此种麻醉方法是将大剂量稀释的含有肾上腺素的利多卡因，注入吸脂区的皮下脂肪层，再进行脂肪抽吸，注入肿胀液后脂肪组织变硬，位置相对固定，更利于抽吸，又能取得良好的局部效果，即安全又省事。肿胀液的配方也有多种，常用的是：生理盐水 1000ml；2%利多卡因 20～50ml；1∶1000 肾上腺素 1ml；5%碳酸氢钠 5～20ml。肾上腺素可减少出血，减缓药物吸收，碳酸氢钠可碱化利多卡因，减轻麻药注射时的疼痛作用，但过量使用会导致术后呕吐。对疼痛特别敏感或精神过度紧张的病人，加用基础麻醉。吸脂术依抽吸的范围大小不同手术时间也有所不同，一般需用 2～3 小时。

229. 吸脂术前应做哪些准备?

除常规的手术前准备外，吸脂手术前1周内病人应避免流感等上呼吸道感染，停止节食。术前2周内停止服用阿司匹林等抗凝药物。女性病人应避开月经期及其前后3天。手术前1天洗浴，术晨可进食少量热量高、易消化的食物。

230. 哪些因素会增加吸脂术的危险性?

静脉炎患者手术后可能发生肺部、脑部等重要脏器的栓塞。近期口服抗凝药物和有血液系统疾病的病人术中可能发生大量出血。高血压、心脏病以及有肺部疾患的病人要慎行吸脂术。

231. 吸脂术后康复过程中应如何处理?

(1) 疼痛处理

术后可发生抽吸部位的疼痛不适，同时行臀部及腹部吸脂术的病人可能会坐卧不安，这时需使用止痛药物。轻度的疼痛不适可服用扑热息痛。术后第2天可能仍有手术部位的不适，但已经不那么严重。

(2) 术后感觉

两周内病人需穿用弹性衣物或用弹性绷带包扎手术局部以促进肿胀消退。手术后较短时间内，手术部位的肿胀会掩盖手术效果。肿胀完全消退需2周的时间，术后第2天，术区及其周围可能出现皮肤瘀斑，这些瘀斑将在2周内逐渐消退。2周内，抽吸局部的皮肤会感到瘙痒，3个月内，局部还可能出现感觉迟钝。

（3）包扎

腹部、臀部以及股部吸脂，术后可穿用弹性衣裤。下颌部抽吸术后需用弹力绷带包扎。小腿及踝部抽吸术后，病人可穿长筒弹力袜。

为达到压迫塑形的目的，弹力衣裤应穿戴3~6个月。面部手术后弹力绷带至少应持续包扎5天，此后可在夜间间断使用。在没有脱落的情况下，2～5天内弹力绷带无须更换。

（4）切口处理

即使吸脂范围较广泛的部位，手术切口也很小，因此，吸脂术后，手术切口无须特殊护理。但是，有的病人在手术当天包扎敷料会被渗液浸透，这时，应及时更换。手术后第三天，包扎敷料即可去除，切口或针眼部位用创可贴遮盖即可。吸脂部位的皮肤会出现干燥，这时病人可涂用护肤膏。如果吸脂范围较广，医生还会在切口内放置负压引流管24～48小时，待到引流基本消失时，即可拔出。

（5）缝线

小的切口都有数针缝线，一般在术后7~10天拆除。

（6）瘢痕

切口部位都会留有一细小瘢痕，但这些瘢痕大多处于较为隐蔽的部位。注射器抽吸法瘢痕不明显。

232. 吸脂术后何时可以恢复工作和社交活动?

大范围吸脂病人手术后的7～14天内不能参加工作，而小范围门诊吸脂术患者手术当日可适当休息，术后第二天可从事一定的轻微体力劳动。腹部、臀部以及股部吸脂的病人，至少在手术 1 周后行走坐立时的不适感才会缓解。最好 3 周后再参加社交活动。术后不但麻醉使人感到疲乏，而且下肢也容易肿胀。

233. 吸脂术后的饮食安排应如何进行？

面部吸脂病人，术后 4 天内饮食应以流质、口腔半流质为主，此后可进软食，咀嚼时手术局部没有疼痛和其他不适后再用普通饮食。腹部吸脂病人如果采用全麻或硬膜外麻醉，在胃肠功能恢复以前，病人应禁饮食，具体时间一般是术后的 1～2 天。此后，病人可进流质或半流质，通便后可用普通饮食。病人应多食蔬菜、水果，以保持大便的通畅。行其他部位抽吸的病人没有严格的饮食要求。病人痊愈后应注意饮食调节，以免体重的再度增加。

234. 吸脂术后可能会出现哪些并发症？

术后可能出现的并发症主要有：

(1) 肥胖反弹

该手术不尽人意的方面是难以预料哪个部位还会胖起来。吸脂后，病人体重会有一定的下降，但如果不注意保持，身体的其他部位仍会发胖。因此，吸脂术后要坚持体育锻炼和适当节食。

(2) 吸脂部位凹凸不平和不对称

吸脂是在盲视下进行的，医生用吸管在皮下抽吸，抽吸后抽吸部位在较短的时间内即发生肿胀而难以估计抽吸的程度。因此，为取得较好的抽吸效果，一些部位需做小的修整性抽吸。

抽吸不均匀或抽吸层次过于靠近皮肤时，手术后可能出现抽吸部位凹凸不平现象，严重的凹凸不平可用细的抽吸针进行修整或用颗粒脂肪注射法矫正。

双侧抽吸时术后可能会有双侧的不对称，严重的不对称可在一年后再次抽吸修整。

（3）皮肤色素沉着

有些病人的皮肤容易发生色素沉着，抽吸刺激更能加重色素沉着的发生而在抽吸部位遗留斑片状色素沉着区，这些部位的色素沉着要经过一定的时间才能消退。

（4）皮肤感觉减退

由于手术过程中损伤了局部皮肤的神经末梢，术后手术部位可能出现感觉减退，正常感觉将会在1～3个月内逐渐恢复。

（5）局部皮肤松垂

局部皮肤弹性较差而吸脂量太多时可能出现局部皮肤松垂，轻微的松垂经弹力绷带压迫后可以消失，严重松垂时必须将松垂皮肤切除。

（6）其它少见的严重并发症

最严重的术后并发症是下肢静脉炎导致的局部栓塞。静脉栓塞脱落的栓子或抽吸时形成的脂肪栓子进入血液，可导致肺、脑等重要脏器的栓塞。穿弹力裤、早下床活动可以预防下肢静脉炎的发生。其他并发症如感染、局部皮肤坏死、脏器穿孔等临床均不常见。

235. 如何评价吸脂术的美容效果？

吸脂术能去除身体某一部位的过多脂肪，恢复人体正常的曲线美。手术效果确切，并发症少，是一种较好的人体塑形美容术。

236. 肥胖而且合并皮肤松垂者，能否进行吸脂术？

吸脂术因不能去除多余的皮肤，所以肥胖合并皮肤松垂严重者，不适合进行吸脂术。这类病人可选择切脂术，即根据不同部位、不同肥胖和皮肤松弛情况设计隐蔽切口，并利用这个切口将皮肤和深层皮下脂肪一并切除，这种术式可很好地满足这类病人的要求。

第十四章　皮肤软组织扩张术

237. 什么是皮肤软组织扩张术?

用硅橡胶制作的皮肤软组织扩张器经手术埋置于皮下或肌肉下层，定期注入生理盐水扩张，使其表面皮肤逐渐伸展，以提供“额外”皮肤和皮下组织，修复缺损或形成一定的腔隙适应植入骨、软骨或赝复体的需要。

238. 皮肤软组织扩张术可用来治疗什么疾病?

由于扩张产生的额外皮肤其颜色、质地和毛发多少均与邻近组织匹配，扩张皮瓣覆盖病变清除后的创面只留线状瘢痕，而且皮瓣有感觉。因此在美容外科的许多领域都能用到皮肤软组织扩张术。应用最多的是用来治疗秃发、瘢痕和乳房再造。文献中还有用于下列疾病的报道：修复巨大的腹壁疝、阴囊再造、先天性璞颈、褥疮创面的修复、面部多毛症、面部皮肤缺损。还可用于血管、神经、骨骼再造的扩张。

239. 什么是常规扩张法?

1976 年美国医师 Radovan 发明可控性扩张器，每周注水 1～2 次，每次注水量为扩张器预制容量的 10%～15%，发展至今，这种方法仍被广泛用在临床上，此种方法被称为常规法。

240. 采用什么方法可加快皮肤扩张的速度?

由于常规扩张方式需要的周期长，如何缩短扩张时间，提高组织扩张速度，国内外诸多学者对其进行了研究和探索，形成了过量扩张法、快速扩张法、满负荷扩张法、术中持续有限扩张法、重复扩张法等多种与常规扩张不同的方法。

241. 不同的扩张方法所扩张出的皮肤质量有什么异同?

关于不同的扩张方法所扩张出的皮肤的质量各家的报道不尽一致，Moustoe 等研究发现快速扩张法和常规扩张的效果基本一致，但是 Machida 的研究发现术中快速扩张只能增加皮瓣面积的 31%，增加皮瓣长度的 15%，而慢速扩张可增加皮瓣面积 137%，皮瓣长度 52%。与快速扩张比较，慢速扩张仍为提供大面积额外皮肤的有效手段，快速扩张只能用于中小面积的修复。

范志宏通过快速扩张后皮肤物理学、血流动力学、组织学及超微结构的观察，证明快速扩张后随意型皮瓣的成活长度类似于常规扩张。相当于皮瓣的延迟。但是快速扩张后皮肤的即时回缩率明显高于常规扩张组。因此他认为组织扩张所致的组织增生不仅取决于扩张刺激的强度，还与增加代偿的时间有关。扩张后胶原微原纤维的横纹周期无明显变化，表明快速扩张并不损害皮肤的结构。所以在充分估计需修复的缺损面积的大小和快速扩张后即时回缩重的情况下，在临床上可以考虑应用快速扩张法以缩短疗程。

242. 临床上应用的扩张器有哪些类型?

皮肤软组织扩张器有可控型与自行膨胀型两大类，每类又有若干不同规格及型号。

可控型软组织扩张器主要由扩张囊、注射阀门（注射壶）和导水管组成。其优点在于可根据需要控制扩张量和扩张时间。

自行膨胀型扩张器最初由 Austad 设计，其原理是利用具有半渗透膜性能的硅胶膜囊壁内外的渗透压差使扩张囊自行扩张。该型扩张器没有注射阀门，扩张囊内含有一定容量的氯化钠饱和溶液。当扩张囊埋入体内后，体内组织液渗透压远低于囊内，故囊内外产生渗透压差，通过扩张囊半透膜作用，囊外的组织液慢慢的渗透入囊内，随时间的延长，扩张囊逐渐充盈膨胀而达到自行扩张的目的。优点是不需要定期向囊内注入盐水，操作比较方便；缺点是扩张速度和时间不易控制，一旦扩张囊密闭性遭到破坏，囊内的高渗盐水渗漏到组织间则可招致局部组织坏死，故临床应用较少。

243. 可控性扩张器的结构如何?

临床上扩张器的形状和大小依用途不同有很大差别，但其结构都包括以下三个部分：①具有弹性扩张囊；②注射壶，是接受穿刺，并由此向扩张囊内注射扩张液的部件；③连接注射壶和扩张囊的导水管（图 14－1，2）。

244. 临床上所用的扩张器有哪些型号?

因扩张器容量大小及形态不同可分为许多不同规格及

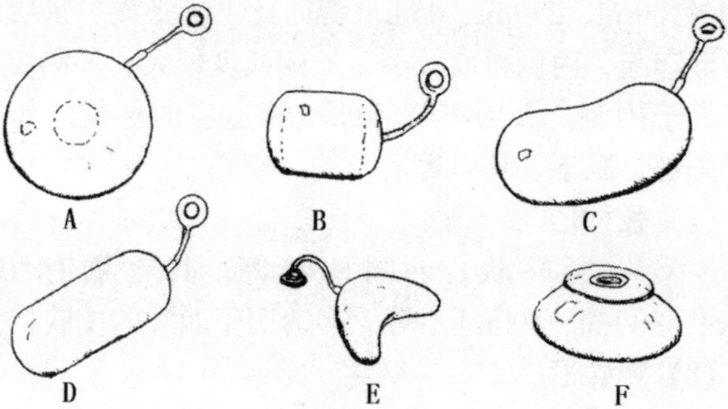

A. 圆形　B. 方形　C. 肾形
D. 柱形　E. 新月形　F. 顶部注射型
图 14－1　各种类型的扩张器

型号，常见的规格及型号有以下几种：

（1）圆形

包括圆球形、半球形、椭圆形、铁饼形等，其容量为 30ml、50ml、100ml、140ml、300ml、500ml 不等，此类扩张器皮肤扩张后表面呈半球面状，中央扩展率最高，由圆心向外周其扩张率呈递减趋势。可用于所需要的各个部位，200 至 300ml 容量的扩张囊可充当隆乳术中的乳房假体。

（2）方形

有长方形、立方形、冰袋形等，其容量相对较大，为 100ml、170ml、250ml、500ml、700ml 等。方形扩张囊扩张后仍呈方形，边和角比较圆滑，形成皮瓣后向前滑行推进较容易。此类扩张囊多用于躯干及四肢。

（3）肾形

包括大、小肾形、新月形等，其容量为 20ml、30ml、

50ml、100ml、250ml、450ml 等。此类扩张囊扩张后皮肤呈肾形隆起，内侧弧度较小，外侧弧度较大，外侧皮肤扩展率大于内侧。多用于与其弧度相适应的部位，如下颌缘、颈部、眶下、耳后等。

（4）长柱形

主要有圆柱状、半圆柱状等，其容量有 10ml、100ml、200ml、400ml 不等。多适用于四肢的皮肤扩张。

（5）特殊形

指按特殊部位，特殊需要而设计的扩张囊。如用于眶周的“C”形，用于下颌部的马蹄形，用于脂溢性秃发的香蕉形，用于指背的长条形，以及为特定部位设计的定向型（此型底面外衬较厚硅胶底盘，囊壁厚薄不等，需要向外扩张的部分囊壁较薄，不需扩张的部位则逐渐增厚）（图 14－2）。

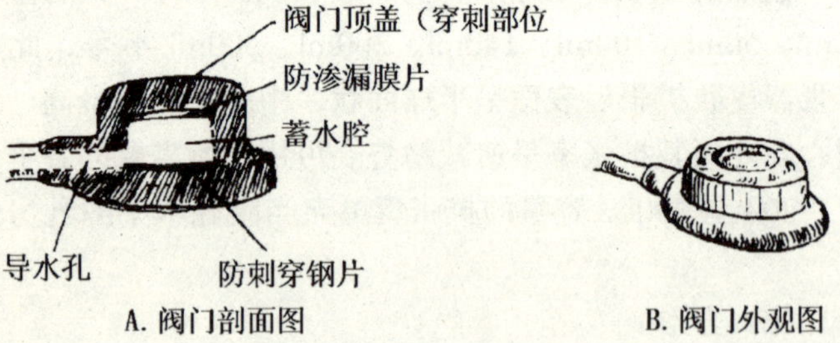

图 14－2　注射阀门结构

245. 扩张器埋置术的术前应做哪些准备？

（1）制定完善的治疗计划，了解病人的要求及目的，解释治疗方法及全过程以取得病人的配合。

（2）扩张区域的选择

原则上选与受区相邻、色泽、质地与受区相近似、供区相对隐蔽、便于操作、不损伤重要组织器官、不影响功能等区域。如头部瘢痕性秃发则选秃发区周围头发生长良好、便于扩张的部位。扩张器阀门埋植与扩张囊相距3～5cm，邻近手术切口，易于显露、方便穿刺注射的部位，如陈旧的软化瘢痕下和发际外等部位。

（3）扩张器的选择

应根据受区所处的位置，瘢痕及皮肤缺损的范围、面积以及扩张供区的条件，选择不同型号及容量的扩张器。如头部多选用椭圆形、肾形及圆形；面部则多选小圆形、小肾形、新月形等；眶周选用“C”形；领颈部则选马蹄形、大肾形；四肢多选长方形、长梭形；躯干多选较大容量的长方形、方形、大肾形等。

（4）扩张容量的计算

主要依据需修复区域的面积大小和可行扩张的情况而定。一般头皮缺损或秃发区的修复可按每$1cm^2$面积3～3.5ml扩张容量计算。但在深层为软组织时，由于扩张器扩张时除主要向外扩张外，尚有部分向内扩张，需增加一定的扩张容量来弥补这一差额，因此在颈部、腹部、髂腰部等部位扩张时，在预算扩张容量时需要将此系数加大，按$1cm^2$面积4.0～5.0ml扩张容量计算。

（5）扩张器的检查

消毒前及术中埋植体内以前均应检查扩张器有无破裂及渗漏情况。扩张器囊内均装有10～15ml空气，以便检验产品密闭性能是否合格，使用者宜在扩张器消毒之前通过挤压扩张囊检查是否漏气。在埋入体内前可向阀门内注入 10～20ml 等渗盐水，挤压扩张囊，检查扩张囊及阀门穿刺孔有无渗漏情况，如有渗漏则应予以更换。

（6）扩张器的消毒

已包装于双层塑料袋内的扩张器，经过环氧乙烷熏蒸消毒后可保存 3～6 个月，经 60 钴（60Co）源照射消毒后可保存两年左右。对简装的扩张器，可于使用前进行高压蒸汽或煮沸消毒，消毒前需用 4 号针头经阀门刺入，挤压扩张囊排出囊内气体。

（7）常规进行术区皮肤准备。

（8）配血

对埋植两个以上扩张器者，手术区多，范围广，失血较多，应配血备用。

（9）抗生素与止血剂的应用

对于有残留创面或慢性炎症病灶者，应于术前即开始给敏感抗生素。凝血机制较差者，术前应给予维生素 K_1、止血敏等药物。

246. 扩张器埋置术成功的要点是什么？

首先应作好埋置前的准备工作，第二应掌握正确的扩张器埋置方法。

①设计并标出扩张区域和剥离范围及切口位置，同时标出阀门埋植部位。埋植入路切口位置多选于扩张区与修复区交界处，如修复区边缘为陈旧软化性瘢痕，切口可置于供区皮肤侧。有时两个埋植区可共用一个切口，有时亦可将切口置于二期手术时所形成的皮瓣的游离缘。切口可以与埋植区轴线相平行，亦可与轴线垂直。

②扩张器埋植深度可视供区条件及受区需要而定。如

头皮扩张时一定要置于帽状腱膜深层，面部则埋于表情肌、腮腺筋膜或咬肌筋膜的浅层，颈部可埋于颈阔肌浅层及深层，躯干及四肢则多埋植于深筋膜深层，耳廓再造时，仅埋植于皮下。注射阀门可埋于皮下较浅的部位，必要时亦可外置。

③埋植腔隙的剥离是一期手术的关键环节，术者要熟悉局部解剖知识，了解局部的解剖层次、组织结构及重要血管神经分布情况。剥离时一般采用潜行钝性分离，切口要有足够长度，操作要轻柔，层次要清楚。对易出血部位可一个区域一个区域的剥离，剥好一个区域即用湿纱布填塞压迫止血，对于广泛的渗血填塞 3～5 分钟即可达止血目的。抽出纱布后仔细观察有无活动性出血，发现出血点予以结扎或电凝止血，有困难时可扩大切口，在直视下进行止血。

④剥离好的埋植腔隙，应大于扩张囊周边 1cm 左右，以便于植入的扩张囊展平。如腔隙不够大，扩张囊不能展平，将影响扩张效果，并可因扩张囊折叠形成的锐角刺破皮肤，使扩张囊外露。

⑤注射阀门埋植时勿放反，穿刺面要向上。阀门位置不可距扩张囊太近，以免穿刺注液时误伤扩张囊。扩张导管勿成角折叠以免影响注水。

⑥缝合前每个扩张囊下放置负压引流管一根，引出体外以便接于负压瓶上。缝合时一定要在直视下进行，注意保护扩张囊和导管，绝对不可刺伤，否则必将导致渗漏而不能扩张。负压引流管接于负压瓶上，负压瓶可用空输液瓶抽真空后使用，可以随时更换，负压引流维持 3～4 天拔除。

247. 皮肤软组织扩张术为什么要分两期进行?

皮肤软组织扩张术是应用皮下埋置的扩张器将正常皮肤膨胀扩大后，利用扩张出的额外皮肤来修复组织缺损。需要先埋置扩张器扩张皮肤，扩张出额外皮肤后，才能利用其修复缺损。因此皮肤软组织扩张手术需分两期进行。一期手术为扩张器的埋入，二期手术为扩张器取出及扩张皮瓣转移和病变部位的修复。两期手术之间为扩张器的注液扩张期。

248. 如何正确地向扩张器内注水?

注液扩张的方法：一般术中即可向扩张器内注液 20～30ml。术后 5～7 天开始注液扩张，拆线前后均可，通常每隔 3～7 天注射 1 次，每次注入量视扩张囊大小或扩张部位而定。皮肤张力较大或深部有重要器官（如颈部）时 1 次注入量不可过多。一般每次注入扩张器额定容量的 10%～15%。扩张液可选等渗盐水或加有抗生素的等渗溶液，为预防感染，缓解扩张时产生的胀痛不适，减轻扩张囊壁周围瘢痕的增生，可于每 250ml 等渗盐水内加入有效浓度抗生素，地塞米松 5mg，2%利多卡因或 2%奴夫卡因 20ml。

注射方法及注意事项：①用手指扪及注射阀门顶盖穿刺部位，常规碘酒、酒精消毒穿刺部位及操作者左手食指及拇指。②用左手拇、食指固定住皮下阀门，右手持注射器，针尖对准阀门中央部位垂直刺入达有金属抵触感止，缓缓推入扩张液。③注液扩张间隔时间可视需要及扩张情况而定，短者 2～3 天，长者 7～10 天，亦可每天 1 次，但注入量要适当减少。④注入量不可太多，皮肤张力不能过大。实验结果显示，注射后囊内压以不超过 5.3kPa（40mmHg）为宜，如注液后局部皮肤张力过大、苍白、无充血反应，停止注液 5 分钟左右仍不恢复者，一定要经阀门抽出适量溶液减压。

249. 临床上如何判断扩张的皮肤是否够用？

一般认为扩张组织转移之前，其面积应为缺损面积的 2 倍以上，或大于扩张基底面积与缺损面积之和，这样可无张力地闭合供、受区创面和便于组织瓣的转移。Joss 介绍了一种简便的计算面积方法，在扩张前先按常规画出用于修复的组织瓣面积，然后在扩张达到画出的组织瓣面积的 2 倍时进行转移手术。他称之为 2∶1 基本面积原则。

250. 皮肤软组织扩张术可能会出现哪些并发症？如何防治？

皮肤软组织扩张术在整形外科临床上应用越来越广泛，据统计其并发症发生率在 10%～40%。

（1）血肿

血肿是皮肤软组织扩张术最常见的并发症。防治的方法是术中认真止血，术毕扩张囊内注入一定量的生理盐水使其充盈，减少周围死腔，此外放置引流条或负压吸引管引流 48 小时。一旦发生血肿，可用手指推开扩张囊以防止刺破，经切口小心穿刺吸引，必要时手术切开。

（2）扩张囊外露

较多见，主要原因为一次注液量过多致使切口胀裂，其次可激发于感染或外伤。故术中剥离的腔隙大小应适当，扩张器的边缘与切口保持一定距离，与切口边缘垂直为好。另外扩张区的皮肤应正常，无炎症、皮疹或创伤。其三还应避免外伤，扩张器外露的后果视发生时间的早晚与破口的严重程度以及有无感染而不同。早期的外露如无感染可清创缝合，继续扩张，后期的外露，如不严重时可试用敷料覆盖继续缓慢扩张，在一般情况下是可行的，如伴有感染常需手术取出扩张器，并清除感染灶。

(3) 感染

多系由于局部污染，偶尔继发于身体其他部位的感染。如应用抗生素或局部引流无效时，即需取出。在应用快速超量扩张时，易造成局部皮肤持续缺血，防护能力降低，从而易致感染。预防的关键除严格无菌操作外，应掌握适当扩张速度。

(4) 液体外露

属于扩张器的质量问题或埋入时扩张囊与注射壶距离过近（通常 4～5cm）及向壶内穿刺注水时误伤扩张囊造成。故使用前须严格检查，通过注水实验看注射壶及扩张囊有无渗漏现象。术中放置扩张器时勿用锐性器械推送，动作需轻柔，缝合皮肤时需将扩张器隔离开，勿使缝针刺破扩张囊。渗漏不严重者通常不致失败。如渗漏严重，则应手术另换扩张器。

(5) 血运障碍

原因有覆盖皮肤的血运不良；剥离腔隙过小，特别是注射壶压迫表面皮肤，造成坏死；注水量过多，致皮肤张力过大缺血坏死，如能及早发现并回抽减压可避免血运障碍的发生。采用经皮激光多普勒血流仪，经皮组织血氧监测仪等可以做到对扩张组织的客观监测。但是必需有较高的设备条件。一般情况下，依据患者的自觉症状，皮肤的硬度，毛细血管的充盈反应即可作出正确判断。

（6）疼痛

扩张过程中的胀痛常比较轻微，一般在数小时内消失，不需服用药物，严重的胀痛多与精神紧张或扩张速度过快引起。除适当减慢扩张速度，可服用少量镇静剂，必要时可回抽少量液体或取出。细致的思想工作有时也会起到事半功倍的效果。

（7）骨吸收

多见于额部放置扩张器者，额部头皮扩张后，囊下颅骨有凹陷现象。但扩张器取出后，逐渐自行恢复。

第十五章　中西医瘢痕防治技术

251. 正常的皮肤结构是什么？

皮肤位于人体表面，是人体的第一道防线，具有十分重要的功能。从重量与面积的角度来看，皮肤是人体最大的器官，约占体重的16%；皮肤的面积，在成年人约为1.5～2平方米，新生儿约为0.21平方米。皮肤厚度因人而异，不同部位的厚度也不相同，通常约为0.5～4.0mm（不包括皮下脂肪层）。儿童皮肤较成人薄得多，四肢及躯干皮肤，伸侧比屈侧厚；枕后、项、臀及掌、足底部位皮肤最厚，眼睑、外阴、乳房等部位皮肤最薄。

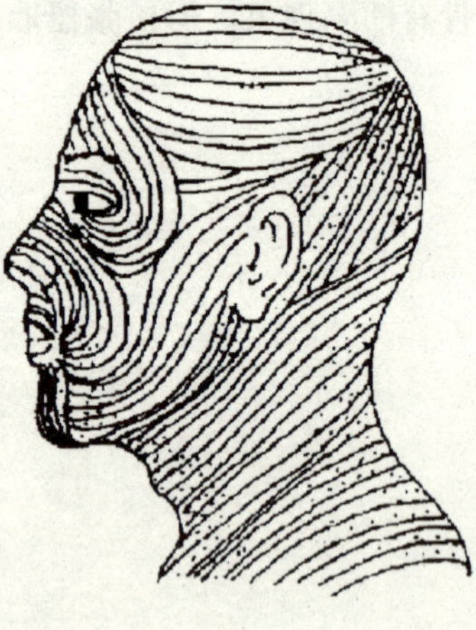

图 15－1　面部 Langer' s 线

皮肤表面有很多皮嵴、皮沟和皱襞。皮嵴部位常见许多凹陷的小孔，称为汗孔，是汗腺导管开口的部位。

由于真皮结缔组织方向的不同，因此皮肤具有一定方向的张力线，又名皮肤切线或 Langer 线（图 15－1）。在外科手术时，如按此线的方向切开皮肤，则皮肤切口的宽度较小；相反，如切口与此线垂直，则其宽度较大。并且在伤口愈合后，容易产生较明显的瘢痕。故此线对外科手术时选择切口方向，具有重要意义。皮肤颜色各人不同，并且与种族、年龄、性别以及外界环境等因素有密切关系。即使同一人体的皮肤在各种部位也深浅不一。皮肤由表皮、真皮、皮下组织构成（图 15－2），其间分布有血管、神经、淋巴及皮脂腺、汗腺、毛囊、毛发等皮肤附属器。表皮一般有五层，由外向内依次为：角质层、透明层（此层仅在皮肤较厚的掌跖部才可看到）、颗粒层、棘细胞层、基底细胞层。真皮和皮下组织中的纤维组织中还有胶原纤维、弹力纤维和网状纤维。

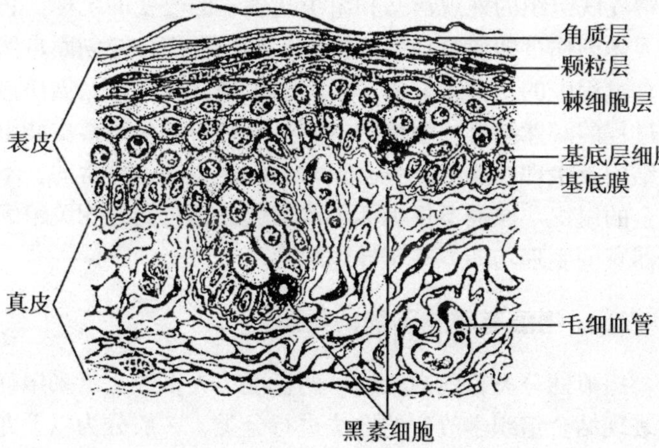

图 15－2　皮肤组织结构层次剖面图

252. 正常皮肤有哪些生理功能？

皮肤的生理功能有：

①保护功能：包括对机械性刺激的防护、防御化学性刺激、对物理性损害的防护（防御光线、电流、热损伤等）。

②感觉功能。

③调节体温作用。

④分泌和排泄功能。

⑤吸收功能。

⑥新陈代谢功能。

253. **什么是瘢痕?**

瘢痕是一个很笼统的概念，它是各种创伤后所引起的正常皮肤组织的外观形态和组织病理学的改变的统称。它是人体创伤（即使是轻微的损伤）后，在伤口或创面自然愈合过程中的一种正常的、必然的生理反应，也是创伤愈合过程的必然结果。瘢痕的本质是一种不具备正常皮肤组织结构及生理功能的，失去正常组织活力的、异常的、不健全的组织。瘢痕不仅破坏了体表美，还可妨碍相关组织或器官的生理功能，甚至导致畸形。

254. **瘢痕有哪些不同的类型?**

瘢痕的分类目前尚无统一的标准，大多数文献采用临床表现结合组织学改变的方法进行分类，一般分为以下九类：

（1）表浅性瘢痕

多见于皮肤擦伤，表浅的感染或浅度烧伤后形成。这类瘢痕外观粗糙，有时有色素改变，但局部平软，无功能障碍，时间久了瘢痕逐渐不明显，一般不需要手术。

(2) 挛缩性瘢痕

常见于创伤或外科手术切口愈合后，严重者可形成增生性瘢痕，这种瘢痕不仅造成外形缺陷，还可由于直线瘢痕挛缩造成功能障碍。临床上常见瘢痕挛缩引起的有眼睑外翻、唇外翻、颏胸粘连、手部瘢痕挛缩畸形等。挛缩瘢痕是以所引起的功能障碍特征而命名的瘢痕。

(3) 蹼状瘢痕

瘢痕呈蹼状，形似鸭蹼。此类瘢痕好发于关节的屈侧，也可见于管腔状脏器在体表的开口部位，如口角、鼻孔、尿道口、阴道口等。蹼状瘢痕实际上是瘢痕挛缩在上述特殊部位的特有表现。

(4) 凹陷性瘢痕

瘢痕表面明显低于周围正常皮肤，呈现凹陷畸形者，称之为凹陷性瘢痕。凹陷性瘢痕可由于皮肤、皮下组织或深部组织创伤愈合所至。仅限于皮肤和皮下组织的缺损者，凹陷畸形较浅，多只有外观影响，不伴有功能障碍。累及深部组织如肌肉或骨骼的缺损者，往往伴有功能障碍，需手术修复。

(5) 萎缩性瘢痕

外观多平坦，与四周的皮肤相齐或稍低。表面平滑光亮，有的色素减退呈现苍白，有的色素沉着呈褐色，也有苍白和褐色相间呈现于同一部位者。质地韧而柔软，基底较松动，可以提捏。此类瘢痕多见于面部和胸背部，一般较稳定，不引起功能障碍，不需手术治疗。

(6) 桥状瘢痕

瘢痕两端以蒂与四周皮肤相连，下有通道与基底分离，其状似桥，称为桥状瘢痕，常与状似垂赘样的赘状瘢痕出现在同一部位。多见于眼睑、颞部、下颌、颈前等部位的皮肤，一般均为多发，瘢痕虽较短小，也很少伴有功能影响，但高低起伏，凸凹不平，有碍观瞻且因难于清洗保持洁净，易引起感染。

（7）增生性瘢痕

皮肤损伤愈合后，瘢痕仍继续增殖，即可发展成增生性瘢痕。增生性瘢痕突出皮面，形状不规则，高低不平，潮红充血，质地实韧。有灼痛和瘙痒感，于环境温度增高、情绪激动、或进食辛辣刺激性食物时症状加剧。增生往往延续几月或几年后才逐渐发生退行性变化，表现为突起高度减低，颜色转暗，充血消退，变软。有些最终可以平复，痛痒症状也大为减轻或消失。增生瘢痕，好发于损伤深度仅及真皮的创伤，如深Ⅱ烧伤和切取厚的中厚皮片的供皮区创面等，偶尔亦见于较深的创伤和手术切口。

（8）瘢痕疙瘩

瘢痕疙瘩是以具有持续性强大增生力为特点的瘢痕，因常出现向四周健全皮肤呈蟹足样浸润的形象，故又名蟹足肿。瘢痕疙瘩多见于 30 岁以下的青壮年，正处于皮肤张力强、代谢旺盛、激素分泌活跃时期的年龄，病变隆出皮面，高低不平，形状不规则，质硬韧。多感奇痒难忍。根据临床所见形象特点的不同，可以分为两型：a. 肿瘤型，瘢痕凸起显著，顶部较基底膨大而形如蕈状，表面有皱纹、皱褶或呈结节状。b. 浸润型，瘢痕较为扁平，呈匍匐状向四周邻近皮肤扩展浸润，边缘不规则。此型的增生力较肿瘤型更强。形成瘢痕疙瘩的原因可能包括有全身性和局部性因素，其中全身性因素可能起主要作用。全身性因素，包括如特异性身体素质，这种素质有时还表现出遗传的特点。发生于具有身体素质患者的瘢痕疙瘩，常与皮肤损伤的轻重程度无明显关系，轻微外伤，如蚊虫叮咬、针灸治疗、预防接种或耳垂的耳环穿孔的针刺伤等都可形成瘢痕疙瘩，甚至有时追溯不出可以觉察到的外伤史，这样的病变又称为真性或特发性瘢痕疙瘩。种族的差异也很明显，据某些统计表明，深肤色较浅肤色人种的瘢痕疙瘩发生率高6～9倍，因此认为可能与促黑色素细胞激素的异常代谢有关，激素分泌的水平也可能属于全身性因素之一。局部性因素，如异物、炎症、局部牵拉等，与诱发增生性瘢痕的情况相同。总之，瘢痕疙瘩的生成比较复杂，确切病因，尚待进一步研究阐明。瘢痕疙瘩与增生瘢痕颇多相似之处，有人认为二者只是表现程度的轻重不同，或属于同一疾病的不同阶段，并无本质的差别。

(9) 瘢痕癌

瘢痕癌多发生于因烧伤所致的挛缩瘢痕，常在关节的邻近部位，因瘢痕组织脆弱，又不断受到关节活动的牵拉，反复破溃，经年累月，终至癌变。瘢痕癌也可表现为开始时在瘢痕上出现的丘疹样小结，发痒，以后逐渐增大破溃，成为恶性溃疡。此外，瘢痕癌也可原发于下肢慢性溃疡或慢性骨髓炎窦道部位的瘢痕组织。瘢痕癌多为分化较完全的鳞状细胞癌。

由于瘢痕保护屏障的存在，也同时阻碍人体对肿瘤组织产生免疫反应，因此瘢痕癌所在的部位也称为免疫特免部位。但一旦癌组织突破保护屏障，或因手术切除时屏障遭到破坏，癌细胞将以超越寻常的速度，迅即散播蔓延发生转移。一般以淋巴转移为主，血行转移少见。

瘢痕癌由于局部血循环不良，放射治疗和化学疗法均疗效不佳，故一经确诊即应手术切除。因瘢痕癌大多病程进展较慢，转移发生较晚，早期手术预后较好。手术方法是局部病变彻底切除，切除后的创面视所在部位和深度行游离或有蒂植皮术修复，邻近淋巴组织，如就诊较早，无临床淋巴转移迹象时，一般多不主张行预防性区域淋巴结清扫术。如已非早期，则根据病情，或于切除病变的同时或在切除后 2～4 周内行淋巴结清扫术。延期清扫的目的，在于如有残留的癌细胞，于瘢痕保护屏障消除后，将迅速向区域淋巴结集中转移而有利于完全清除。

255. 诊断瘢痕时有哪些注意事项?

诊断瘢痕时，主要注意询问病史和体格检查两个方面的问题。

询问病史应注意以下几点：

(1) 自觉症状

瘢痕在增生活跃期多表现为瘙痒和疼痛症状。部分病人在阴雨天自觉症状表现为加重，部分病人在进食辛辣等刺激性食物后加剧。

(2) 心理状态

在暴露部位，特别是面、颈部的瘢痕和瘢痕疙瘩，影响美观，造成容貌损害；瘢痕可引起患者机体功能障碍，可发生破溃和癌变，均会给患者造成严重的心理负担。

(3) 起因

瘢痕疙瘩除继发于外伤、手术外，尚多见于预防接种、虫咬、痤疮及不明原因所致的皮肤损伤，询问病史时要注意。

(4) 病程与转归

问清楚瘢痕发生的时间，瘢痕发生后的改变，瘢痕发生后1～2年内有无自发萎缩消退现象，既往做过何种治疗，效果如何等，以助于确定瘢痕的种类。

（5）对机体功能的影响

发生于功能部位的瘢痕，挛缩性瘢痕等对机体功能有一定的影响，询问病史时要问仔细。

体格检查除细致的全身检查外，对瘢痕局部的检查应注意以下几点，并作好记录。

①瘢痕形态：瘢痕可以是条状，圆形，卵圆形，或不规则形。

②瘢痕数目：1个或多个。

③瘢痕颜色：可分为稍红、粉红、红、紫红、深紫红等类型。

④瘢痕质地：可分为很软、软、稍硬、硬、坚硬、或起水疱等类型。

⑤瘢痕厚度：可分为很薄、薄、稍厚、厚、明显增厚等类型。

⑥发生部位：注意1个或多个部位可同时发生。

⑦病损范围：注意观察瘢痕是否超过原损伤范围，有助于瘢痕的鉴别诊断。

⑧体温改变：大面积增生性瘢痕可降低皮肤的散热效应，影响体温调节功能，出现体温升高。

⑨畸形状态：详细检查并记录瘢痕给机体造成的畸形状态及其造成的机体功能丧失情况。

⑩并发症状：有无感染、溃疡、窦道及隐窝等。

为使瘢痕在治疗前后有比较客观的比较，可采用照相技术，在同一姿势、同一距离、同样的光线下留下病变的照片加以比较。

256. **瘢痕疙瘩的诊断标准是什么?**

①皮肤损害超过原有损伤范围并向周围正常皮肤侵犯。

②病程超过9个月而无自发消退征象。

③以前作过手术切除而又复发者。

凡符合上述的任何一条或多条都可确诊。

257. **如何区别瘢痕疙瘩与增生性瘢痕?**

过去，一直有人认为瘢痕疙瘩和增生性瘢痕可能只是增生程度的不同，只有“量”的区别。随着研究的深入，现在对二者均有进一步的了解，认识到二者在很多方面反映出“质”上可能有不同，现列表简要介绍如下：

增生性瘢痕		瘢痕疙瘩
发病年龄	任何年龄,青少年多见	多见于青少年,3岁以上
形态质地	瘢痕充血水肿,色泽鲜红或暗红,稍高起皮肤,边界不超越损伤范围,向周围平滑延续	暗紫色质硬肿块,高出皮面,体大蒂小,呈蘑菇状或超出损伤范围呈蟹足状生长,边界非常明确
生长趋势	一般为瘢痕形成的早期阶段,6～12个月后有自然衰退趋势,周围正常组织不受侵犯	持续生长,并向正常组织侵犯,一般无自然消退趋势
症状	早期痒痛难忍,常有抓痕,表皮易发生水疱破溃	红色部分痒重并时有疼痛,患者心理负担重
好发部位	可发于皮肤损害的任何部位	常发于上半身,以胸骨部、肩、上臂、额、项、耳等处好发

（续表）

病理检查	胶原纤维排列整齐，与瘢痕长轴平行，到周围正常皮肤逐渐消失，很少有较厚的胶原纤维，黏液间质不足	成纤维细胞很多，并有分裂相，后期为致密的较厚的破碎样胶原纤维，纤维方向不规则，与周围正常皮肤分界清楚，有黏液样间质
细胞培养	无Ⅱ型细胞，无黏液	约5%～10%为B型细胞，细胞大，活动，有黏液加
压治疗	持续加压数月，效果好	多无效
手术切除	很少复发	易于复发，范围较原病变范围更大

258. 如何区别瘢痕溃疡与瘢痕癌？

萎缩性瘢痕受到外力作用易于发生溃破，增生性瘢痕早期易于发生水疱，水疱感染等均易于形成瘢痕溃疡。瘢痕癌变多经过反复溃破、经久不愈的慢性溃疡阶段，这与瘢痕溃疡容易混淆。好在瘢痕癌变发病率较低，男性多于女性，多见于成人，好发于肢体（特别是下肢和血液供应不足、易受创伤的部位），多经过慢性、经久不愈和反复复发的溃疡阶段，有奇痒症状，往往需要进行病理活检确诊，可与瘢痕溃疡鉴别。应当强调病理活检仍是二者的根本鉴别手段，对于慢性溃疡应采取局麻下多部位、多次、切取大块组织的方法进行病理检查；为防止瘢痕癌变，应对慢性、复发性、经久不愈的溃疡及时进行预防性切除。

259. 如何区别瘢痕体质与瘢痕疙瘩？

瘢痕体质的人在人群中比例极小，其表现为伤口愈合后，表面瘢痕呈持续性增大，不但影响外观，而且局部疼痛、红痒，瘢痕收缩还影响功能运动。瘢痕体质者其身体任何部位损伤后，都能出现如同瘢痕疙瘩样瘢痕的无限增生，而瘢痕疙瘩却可以出现在正常人群的某些部位，或者因某些原因引起的瘢痕愈合。换句话讲，瘢痕疙瘩是瘢痕体质的一种必然表现，而出现瘢痕疙瘩的不一定属于瘢痕体质的人群。

无论是瘢痕体质的人群，还是正常人群出现伤口愈合后的瘢痕疙瘩，其治疗方法大都一致。

260. 瘢痕的基本组成成分是什么?

瘢痕主要有细胞和基质两大类成分，分别包括：

细胞成分：纤维母细胞、成纤维细胞、成肌纤维细胞、肥大细胞、中性粒细胞、巨噬细胞。

基质成分：大量的胶原纤维和沉积于这些错综复杂排列的纤维间的黏多糖成分。

261. 瘢痕形成的原因是什么?

瘢痕形成的机制目前尚未完全清楚，一般认为瘢痕的形成是由于机体炎症反应，胶原的合成与降解不平衡、异常黏多糖的出现以及肌成纤维细胞的增生所造成。增生性瘢痕中淋巴回流减少，局部水肿，可导致瘢痕的肥厚。

262. 哪些因素可影响瘢痕的形成?

影响瘢痕形成的因素很多，归纳起来可分为自身因素和外部因素两个方面。

自身因素主要包括：

(1) 种族

瘢痕和瘢痕疙瘩在各种人种都会发生，但有色人种发生率高。

(2) 年龄

胎儿创伤愈合后一般无瘢痕与瘢痕疙瘩发生。青年人创伤愈合后瘢痕与瘢痕疙瘩发生率较老年人高，且同一部位年轻人瘢痕与瘢痕疙瘩增生的厚度较老年人厚。这可能与胎儿组织损伤修复过程急性炎症阶段不明显、成纤维细胞形成少、胶原沉积不多，年轻人组织生长旺盛，受创伤后反应较强烈，同时年轻人皮肤张力较老年人大等因素有关。据统计 10～20 岁人群瘢痕的发生率最高，占 64.4%。

(3) 皮肤色素

皮肤色素与瘢痕疙瘩的发生有较密切的关系。如人体瘢痕疙瘩常发生在色素较集中的部位，而很少发生于含色素较少的手掌或足底。

(4) 一般状况

如营养不良、贫血、维生素缺乏、微量元素平衡失调、糖尿病等全身因素，都不利于伤口愈合，使伤口愈合的时间延长，而利于瘢痕的发生。

(5) 个体体质

瘢痕疙瘩常呈家族性发生，同一个人在不同部位、不同时期发生的瘢痕均是瘢痕疙瘩，这说明瘢痕疙瘩的发生可能与个体体质有关。

(6) 代谢状态

瘢痕和瘢痕疙瘩多发生于青少年和怀孕的妇女，这可能与其代谢旺盛，垂体功能状态好，雌激素、黑色素细胞刺激激素、甲状腺素等激素分泌旺盛有关。

(7) 部位

机体任何深及皮肤网状层的损伤均可形成瘢痕。但同一个体的不同部位，瘢痕与瘢痕疙瘩的发生情况是不同的，有些部位形成瘢痕较不明显，如手足、眼睑、前额、背部下方、外生殖器等处瘢痕与瘢痕疙瘩发生率较低；有些部位如下颌、胸前、三角肌、上背部、肘部、髋部、膝部、踝部与足背等处则易于发生瘢痕与瘢痕疙瘩。这可能与身体不同的部位皮肤张力不同、活动量多少不同有关，皮肤张力大、活动多，发生瘢痕与瘢痕疙瘩的可能性就大。

(8) 皮肤张力线影响

1973 年 Borges 根据既往史料及实践观察，详细地绘制出皮纹线与张力线，即郎格线。切口或伤口与该线平行，创缘所受张力小，创面愈合后瘢痕较小，反之瘢痕则较大。临床上可根据此线方向作“Z”成形术，改变瘢痕的张力，减少瘢痕的复发。

外部因素主要包括：

(1) 伤口与手术切口

手术切口垂直于皮肤表面切开，愈合后瘢痕最细，切开时刀片在皮肤表面的倾斜度越大，真皮的瘢痕就越宽，愈合后瘢痕就越粗大明显。

(2) 感染

创面感染后易发生瘢痕。因创面感染后炎细胞浸润，细菌毒素能抑制上皮细胞的移行和增殖，组织蛋白和真皮的多糖被消耗，肌成纤维细胞和成纤维细胞迅速增多，肉芽组织增生过度，易于形成增生性瘢痕与瘢痕疙瘩组织。一般情况下，感染越久，则形成瘢痕的程度越严重，感染的伤口如不充分引流和清除坏死组织，伤口难以愈合，即使能愈合，愈后也会形成严重的瘢痕。

（3）创面异物

若创面有灰尘、滑石粉、棉花纤维、线结、含渣外用药物等异物，可刺激瘢痕组织增生，引起瘢痕增生。

（4）创面血肿

创面血肿为感染创造了条件，对伤口愈合产生不良影响，利于瘢痕与瘢痕疙瘩的增生。

（5）损伤的深度

若损伤平面仅伤及真皮浅层，愈合后创面呈淡红色，约3个月左右自行消退，不留瘢痕，若损伤平面达真皮网状层，伤口愈合后可产生瘢痕。

（6）创面修复的时间

创面愈合时间越早，瘢痕的发生率越低，否则瘢痕的发生率就升高。

（7）创面修复的方法

创面较小时，以直接缝合对齐创缘为好。创面较大时采用皮瓣修复较皮片移植效果好。若让其自行愈合，必定要有瘢痕增生；用自体或异体培养的表皮细胞移植于Ⅲ°烧伤创面，因缺乏真皮层，创面易趋向瘢痕化；若给予断层皮片移植，创面收缩减轻，肌成纤维细胞减少，瘢痕增生减少；若给予全厚皮移植，创面收缩最小，肌成纤维细胞消退最迅速，瘢痕增生最不明显，这是防止瘢痕增生及瘢痕挛缩的有效措施。

（8）慢性刺激

伤口瘢痕可因摩擦、搔抓、日光照射等慢性刺激而增生。

(9) 治疗方法的影响

治疗失误可引起瘢痕增生及瘢痕疙瘩，例如包扎固定不妥，植皮时机延误，创面愈合后未进行适当的功能锻炼和康复治疗等。对细胞生长因子的研究已成为治愈创伤的主体，研究表明有多种生长因子与瘢痕和瘢痕疙瘩的发生、发展和转归有关，因此积极地深入地进行对细胞因子的研究，将有可能探索出治愈瘢痕的新方法。

263. 瘢痕增生有预兆吗?

大量的临床观察表明，以下情况可视为瘢痕增生的临床征兆：刀口线变红，切口处瘢痕组织有轻度隆起，有断续的刺痛或瘙痒，按摩切口处可感到组织硬韧，有条索状感。此时应及时采取相应的措施治疗，例如向切口下注射药物或外用药、同位素贴敷等，以防止瘢痕的进一步增大。

264. 瘢痕会不会自行逐渐软化变平?

瘢痕组织的一大生物特性是其生长的自限性，即生长到一定阶段后会自行停止并逐渐吸收消退，这是和肿瘤组织的重大差别。一般来说瘢痕增生从创面愈合至伤后半年左右生长最快，一年左右生长达到高峰。而在 2～3 年左右逐渐吸收平复，但此过程可延续几年、十几年还不能完成。这个过程快慢程度因人而异，不同个体之间有较大差别。人体自身控制这个过程的机理尚未能得到阐明。

265. 瘢痕癌变的几率有多少?

皮肤瘢痕癌并非罕见，单就烧伤瘢痕癌国内文献截止到1994年已有100多例的报告，但瘢痕癌确切的发病率尚不清楚。国外文献报告1.2%的皮肤癌、2%的鳞状细胞癌和0.5%的基底细胞癌源于烧伤瘢痕。Shrikhande报道烧伤瘢痕恶变率为25%，6.8%的鳞状细胞癌发生于烧伤瘢痕。国内鲁开化等报告烧伤瘢痕癌占皮肤癌的11.8%，占同期收治烧伤后畸形病人的1.74%。

266. 瘢痕癌变应如何诊断?

当皮肤瘢痕反复溃烂或窦道长期不愈，或者其溃疡后窦道口创面突然扩大，分泌物恶臭味加重，肉芽组织呈菜花状生长并扩大，局部疼痛加剧时应疑有癌变，应切取组织送病理检查，方法是在创面的中心及边缘分别切取深达皮下组织的多块标本，这是皮肤瘢痕癌最主要的诊断方法。但其早期易出现假阴性，造成漏诊，原因是在溃疡癌变的早期，可能仅有部分溃疡发生癌变，其余部分为慢性炎症；活检切除的组织量少，为表面的坏死组织。目前主张对高度怀疑有癌变的溃疡早期采取局麻下、多位点、多次、大块切取深部组织的方法，以早期明确诊断。伴有局部淋巴结的肿大时，要首先区别是癌转移所致还是炎症性肿大，以选择不同的治疗方法。

267. 手术中如何预防瘢痕形成?

手术时必须严格按无菌、无创技术原则操作，争取创口一期愈合。要顺皮纹作切口，刀片垂直于皮肤表面，动作要轻柔，器械要锐利，防止不必要的创伤。止血要充分，要在无张力下缝合。若遇皮肤缺损，缝合有张力时，则应用皮片移植或“Z”成形术修复创面。创口闭合应无死腔，对合边缘要准确，缝合时以创缘对拢为准，不可过紧，否则由于张力过大，可造成缝线周围组织坏死。拆除缝线应及时，待创面愈合时立即应用加压疗法，皮瓣、皮片出现血运障碍无成活希望时，应及时清除，重新切取皮片，并及时覆盖创面，以缩短创面愈合的时间，减少瘢痕增生。

268. 手术后如何预防瘢痕形成？

①术后 48 小时内可采用浅层 X 线放射或同位素贴敷。

②没有条件放疗的可拆线后创口外涂一些防止瘢痕增生的外用药。例如外贴“瘢痕敌”、硅凝胶制品、或“抑疤灵”、“瘢痕快康”等硅酮喷雾剂，或“瘢痕平”、“密丽瘢痕灵”等。

③单纯采用加压包扎疗法，配合外用药对创口加压。

④应用高压注射器向瘢痕内定期注射曲安萘德。

⑤采用相应的理疗措施。

269. 烧伤病人如何预防瘢痕增生？

对烧伤创面的处理，深Ⅱ°、Ⅲ°烧伤应及时妥善处理创面，防止或有效地控制感染，在全身情况许可下尽早进行切、削或剥痂，行皮片移植封闭创面。创面愈合后，及时使用弹性绷带或弹性体形套加压，并应用夹板保持关节于功能位，这样可以有效减少瘢痕挛缩和瘢痕增生。

270. 理疗能防治瘢痕形成吗？

理疗的全称是物理治疗，它是应用电、光、磁、声、冷与热等物理因子治疗疾病的方法。按物理因子种类，相应分为电疗法、磁疗法、光疗法、超声疗法、水疗法和热疗法等。在整形外科手术前后和烧伤的处理中，综合应用物理治疗，对控制感染、促进创面修复、软化瘢痕、改善功能和减轻后遗症等有明显作用。对急性肾功衰竭和肺部感染等常见并发症，物理治疗也有显著疗效。常用的物理疗法主要有如下几种：

①直流电药物离子导入疗法

②音频电疗法

③超短波疗法

④超声波疗法

⑤红外线疗法与光浴疗法

⑥紫外线疗法

⑦水疗法

⑧石蜡疗法

在临床工作中，对伴有奇痒刺痛的瘢痕增生，可适当选择如下理疗方法：

①直流电离子导入疗法：小面积瘢痕可用 10％碘化钾直流电阴极导入，对早期瘢痕水肿有明显疗效，同时瘢痕痒痛减轻或消失，对晚期瘢痕的疗效较差。20～25 分钟，每天或隔天一次，15～20 次为一疗程。肢体瘢痕范围较大者，可采用槽浴法碘离子导入。

②超声波疗法：超声波能使胶原纤维束分散，对瘢痕组织有一定的软化作用。

③音频电疗法：有良好的止痒止痛效果，并有软化瘢痕和改善组织营养的作用。每日一次，20～30 分钟，20～30 次为一疗程。

④磁疗：磁疗有明显的止痒、止痛作用，可采用旋转磁场或贴敷磁片进行治疗。

对瘢痕挛缩及关节强直者，可选择如下理疗方法：

①超声波疗法：局部移动法，每天一次，脉冲式，1～2W/cm^2，5～10分钟，15～20次为一疗程。

②石蜡疗法：关节部位蜡疗，可使瘢痕粘连松软。热的作用使局部充血，血流加速，减少钙质沉着，防止关节周围异常钙化。蜡疗后进行按摩和被动活动，以改善肢体功能。

③漩涡浴：水温38～40℃，20～30分钟，浴后进行直流电碘离子导入或按摩。瘢痕挛缩及关节强直治疗效果常很缓慢，每天需综合采用2～3种理疗方法，交叉反复进行长期治疗。

271. 皮肤病患者应如何预防瘢痕形成?

当患者长有毛囊炎、痤疮、疖肿等皮肤病时，应切勿挤压或抓破，以免留下凹陷性瘢痕或增生性瘢痕。并要勿自行乱用强烈的刺激物例如强酸、强碱或刺激性强的中药例如冰片、鸦胆子油、雄黄等。

272. 瘢痕疙瘩术后预防复发的措施有哪些?

（1）药物注射

主要药物是曲安缩松（也称曲安萘德）加适量的2%利多卡因做瘢痕内注射，也有报道在其中加入苯海拉明、透明质酸酶或塞替哌等。

（2）外用药

目前市售的外用抗瘢痕药物主要有康瑞保乳膏剂（主

要成份：洋葱浸液、肝素钠、尿囊素和凝胶基质）外涂和硅胶贴外敷。中医药药膏外敷也有一定的作用。

（3）加压疗法。

（4）埋置药膜。

（5）放射治疗

主要有浅层 X 线照射和放射性核素贴敷，但放射治疗只适合于小面积治疗，剂量过大会引起严重的并发症。

（6）理疗。

273. 怎样进行缓释药膜埋置预防瘢痕疙瘩术后复发?

Malaker1967 年介绍对浅形瘢痕疙瘩，在手术切除的同时皮下埋入一条外径为 1.85mm 的聚乙烯塑料管，露出之管用钻孔塑形球及铅球固定，防止异位。术后 24 小时打开管端，置入带适量放射丝的铱丝，约 20～36 小时后拔除塑料管及铱丝，使创口照射总量达 2000R（5160×10^{-4}C/kg)。他用此法治疗 31 例，随访两年以上，仅 6 例复发，此法对周围健康组织的辐射危害极少，无并发症。类似的原理还有国内外目前对育龄妇女皮下埋置可缓慢释放避孕药物的导管，达到长期避孕的目的。在此原理的基础上，北京协和整形外科医院的专家们设计出药物缓释胶膜，使用时将用于释放的药物例如曲安萘德、苯海拉明、透明质酸酶等加入药膜内腔中，然后通过特定厚度的胶膜药物缓慢渗漏出来，作用于切口周围组织，抑制成纤维细胞的繁殖，使趋向愈合的创面停止生长肉芽组织，他们的研究小组应用药物缓释胶膜治疗的 12 例患者中，11 例创面愈合良好，随访最长 1.5 年未复发。但远期效果如何，还有待于进一步的观察。

274. 如何应用加压疗法预防瘢痕增生?

本法适用于瘢痕面积大、不适宜放疗或局部药物治疗者。对活动性瘢痕疙瘩无效，但在瘢痕切除之后，应用本法可降低复发率及减少放疗或注药剂量。

多数专家认为，加压疗法的成功有三个要素：

一是“早”，即创面愈合后尽早开始加压。

二是“紧”，内层压力达到 16～18mmHg 时足以控制或减轻瘢痕增生。

三是“持久”，即保证加压的连续性。如患者感到压紧难以耐受时，可稍放松以减轻压力，但不能解除弹力套。一般连续加压 3～6 个月后，可见瘢痕充血消失，隆起变平；8～10 个月后，绝大多数病例皆可终止加压。终止加压的标准为瘢痕变软、颜色转白。

275. 怎样进行瘢痕内激素类药物注射治疗?

注射应采用刘文阁发明的高液压瘢痕注射器或进口的无针头注射器，否则药物无法真正进入瘢痕组织内。曲安缩松成人最大剂量 80mg，每 1 周～1 月可重复 1 次，持续 2～9 次。注射的次数和频率根据瘢痕的严重程度而定。注射的药物中可加入 1500u 的透明质酸酶和适量 2％的利多卡因。

儿童用量 1～5 岁，最大剂量 20mg；6～10 岁，最大剂量 40mg。注射的层次应浅。

躯干和四肢瘢痕小于 15cm^2 的，可单独应用注射法。如瘢痕大于 15cm^2，应行瘢痕切除、断层皮片移植，在切口边缘注射曲安缩松，比单纯注射法所需时间短。

注射部位以2.5%碘酒消毒再以75%酒精脱碘，注射完成后针孔有出血点时应彻底压迫止血，而后用无菌纱布包扎创区或用创可贴将各注射针孔密封，以防止细菌感染。

注射时若瘢痕过大应分点注射，点间距1cm左右，每点注射药液浸润的范围可为0.5～1cm，进针时最好和瘢痕表面垂直进针。注射时应严格掌握层次，只能将药液注入到瘢痕疙瘩实体中，严禁注入皮下或周围正常组织中，当将药液注入到瘢痕实体中时，瘢痕会明显膨隆呈苍白色，表面呈橘皮样外观，当药液开始向周围组织浸润时应及时停止加压，拔出针头。若注射的层次过浅时在高液压作用下瘢痕表面易发生水泡、破溃，造成新的创面，易致感染。拔针时应先将注射器减压，否则易使药液喷于体外，在注射2～3次后若发现有明显的副作用或无效，应及时停药或更换药物品种。若注射的药液中含有高效皮质类固醇激素——去炎松等在欲停止注射治疗时应遵循逐渐减量的原则：由每周注射1次逐渐改为每2、3、4周1次，注射的药量也逐渐减小。这样可有效防止突然停药而发生的反跳，使复发率降低。此外，在停止注射后可配合外用药膏、硅胶胶膜或加压、同位素贴敷、音频电疗等综合治疗以巩固疗效。

276. 激素类药物注射的临床应用要点有哪些?

（1）严格无菌操作：注射部位以2.5%碘酒消毒再以75%酒精脱碘。注射完成后针孔有出血点时应彻底压迫止血，而后用无菌纱布包扎创区或用创可贴将各注射针孔密封，以防止细菌感染。

(2) 注射时应严格掌握层次，只能将药液注入到瘢痕疙瘩实体中，严禁注入皮下或周围正常组织中。

(3) 注射时若瘢痕过大应分点注射，点间距1cm左右，每点注射药液浸润的范围可为0.5～1cm，进针时最好和瘢痕表面垂直进针。

(4) 逐渐减量的原则。

(5) 在注射2～3次后若发现有明显的副作用或无效，应及时停药或更换药物品种。

(6) 目前对于瘢痕疙瘩的治疗应采取综合治疗的原则。药物注射虽能使瘢痕变软、变平，痒、痛症状完全消失，但治疗后皮肤常留下不同程度的色素沉着或脱失，影响美观，特别是瘢痕处在暴露部位的年青女性更不易接受。这时可在已用药物注射有效抑制了瘢痕的增生能力的基础上配合手术切除瘢痕，仔细缝合，从而达到外观的完善。但由于瘢痕疙瘩的强大增生特性，术后的治疗尤为重要，否则术前的药物注射及再高明的手术治疗都是徒劳的。为此拆线后应用特制的医用硅胶贴膜密封刀口，根据患者的具体情况贴用1个月～半年，此外还应在创口的基底部及时注射药物，注射药物的剂量、次数、配方要根据具体病情而定。

瘢痕疙瘩治疗看似简单，实际是一项很复杂的工程，如果只采用单纯手术一切了之，即使手术再高明也只能使瘢痕越切越大。使以后的治疗更艰难。因此，在瘢痕治疗前应慎重分析，严格区分瘢痕疙瘩和普通瘢痕，对瘢痕疙瘩的生理特性有个清楚的认识，而不能单纯一切了之。

277. 激素类药物注射可能会有哪些并发症？如何防治？

（1）局部组织萎缩

原因：可能是向瘢痕内注射药物时将药物误注入瘢痕下正常的皮下组织或瘢痕周围正常的皮肤内所致。

防治办法：注射时应严格掌握层次，只能将药液注入到瘢痕疙瘩实体中，当将药液注入到瘢痕实体中时，瘢痕会明显膨隆呈苍白色，表面呈橘皮样外观。当药液开始向周围组织浸润时应及时停止加压，拔出针头。拔针时应先将注射器减压，否则易使药液喷于体外。

（2）局部皮肤色素沉着或脱失

原因：主要是激素类药物曲安缩松干扰皮内色素的正常代射，使色素合成和分布发生障碍所致，若药物浸润到周围正常皮肤内就会发生色素脱失。瘢痕组织本身在萎缩过程中也会发生色素沉着或沉着和脱失相间分布。

预防方法：避免药物浸润到正常组织中，对瘢痕部位的色素异常可手术切除。

（3）病灶周围毛细血管扩张

此也是激素类药物的副作用，预防方法是注射时准确掌握药物的浸润范围，勿侵犯正常皮肤，此外，注射药物后配合硅胶膜外贴密封瘢痕及周围组织可防止毛细血管增生，并能使已扩张的血管逐渐闭合。

（4）生理机能失调

主要是曲安缩松抑制肾上腺皮质功能所致，最常见的有女性患者发生月经紊乱，主要表现在每次月经行经时间延长，经血量增多，或出现断断续续的假性月经。个别患者出现闭经。此时应及时停药。激素类药物的这类副作用是可逆的，一般停药后 1～2 个月内月经会完全恢复正常，个别患者需到妇科对症处理。在停药期间应改用非激素类药物继续注射。国内刘文阁曾经报道采用抗组胺药苯海拉明为主药代替曲安缩松治疗瘢痕疙瘩疗效显著，且副作用甚小。对于不适于注射激素类药物的 6 岁以下儿童和月经紊乱或正处于哺乳、妊娠期的女性患者尤为适用。

（5）局部组织坏死

原因：主要是单次注射的剂量过大所致，此外还和注射时用的针头过粗、皮下瘀血未能及时压迫止血、注射时缺乏无菌观念、个体对药物的敏感度过高有关。

防治办法：单次注射剂量不应超过 80mg，而且浓度也不宜过大，曲安萘德与 2% 利多卡因之比以 1∶1～3 为宜。

（6）皮损扩大

由于瘢痕疙瘩内有大量的可收缩的成肌纤维细胞，在瘢痕形成过程中此细胞的持续收缩使组织高度挛缩，创面缩小，瘢痕内注射药物后，此种细胞被破坏，挛缩的力量消除，皮损软化的同时就会扩大，目前尚无有效防治方法。

（7）皮下药物颗粒沉积钙化灶形成

由于注射的曲安缩松都是混悬液，注射于瘢痕内的不被吸收的超大药物混悬颗粒逐渐沉积起来。若注射的层次过浅，随着瘢痕的萎缩变薄会逐渐暴露出来而形成条索状或点状的白色钙化灶，影响局部美观，此钙化灶会通过身体的排异反应逐渐清除，也可通过手术方式剔除。

（8）过敏反应

个别患者注射药物后局部发生红斑、风团、瘙痒等反应，这大部分是由于使用普鲁卡因作为局麻药所致，普鲁卡因有致敏性，可改用利多卡因。并根据过敏程度口服或静脉应用抗过敏药。

（9）无效

个别患者注射药物后瘢痕无任何反应，一个疗程结束后瘢痕无任何萎缩软化迹象，这时应继续观察1~2个月，仍无反应，说明该患者对该药物不敏感，属患者特异性体质所致，应改用其他药物或其他疗法。

（10）复发

由于瘢痕疙瘩的发病机理尚不十分清楚，目前还缺乏十分理想的根除方法，治疗后复发率高是瘢痕疙瘩的一大特征，特别是青壮年患者复发率更高。

预防方法：在停药时遵循逐渐减量的原则：由每周注射1次逐渐改为每2、3、4周一次，注射的药量也逐渐减小。这样可有效防止突然停药而发生的反跳，使复发率降低。此外，在停止注射后可配合外用药膏、硅胶胶膜或加压、同位素贴敷、音频电疗等综合治疗以巩固疗效。

（11）男性患者可能出现阳痿，发生率虽然很低，但应予以注意、避免。

（12）Cushing症候群，曾有报道5000多例去炎松治疗患者只发现1例，症状在停药后减轻。

278. 硅凝胶贴片适合治疗哪些类型的瘢痕？

（1）任何年龄、任何部位的瘢痕。

（2）由于疼痛、瘢痕挛缩而限制关节功能活动的瘢痕，使用硅凝胶可以促进关节的早期活动而无疼痛，改善关节活动功能，软化瘢痕。

(3) 皮肤移植愈合后的创面，可防止皮片的收缩。

(4) 深Ⅱ°烧伤创面愈合后有潜在性瘢痕增生的部位，在愈合后6~8周内应用，防治瘢痕增生效果良好。

(5) 晚期的增生性瘢痕，可促进其软化。

(6) 瘢痕疙瘩。

(7) 包扎烧伤创面，抑制细菌生长，促进上皮形成，防止瘢痕增生。

(8) 包扎中厚皮片供区创面。既可以形成细菌屏障，又具有良好的水分和气体通透性，促进上皮生长，减少瘢痕增生。

279. 如何正确使用硅凝胶贴片（又称瘢痕敌）?

(1) 依照瘢痕大小、形状剪下硅凝胶贴片，余下部分放回包装盒，存放于低于摄氏25度的干燥之处。

(2) 小心揭去硅凝胶贴片粘面的塑料纸，将此有黏性的一面贴在瘢痕上，尽管硅凝胶贴片有自黏性，但是在睡眠或剧烈运动时，可用绷带或胶布固定防止脱离，但注意不可太紧。

(3) 每天用中性肥皂在温水中清洗硅凝胶贴片两次。晾干后再贴在清洁干爽的瘢痕上，避免用纸巾或毛巾擦试。

(4) 为增加皮肤的适应性，开始的2天，每天贴4小时，接下去的2天，每天贴8小时，以后每天增加2小时，依此类推，直至每天贴满24小时为止。

(5) 当硅凝胶贴片难以粘贴和清洗时，便需要更换。

280. **硅凝胶贴片治疗瘢痕有哪些优点？**

(1) 非常柔软和耐用，表面有伸展性，可贴敷在身体任何部位。

(2) 其有黏性，可自贴于瘢痕上，因此不需要加绷带或胶布，靠本身压力可使瘢痕软化，但是为防止日常生活中或在睡眠中将其蹭掉，同时增加对瘢痕的压力，最好用胶布固定，用和硅凝胶贴片配套的超薄透明硅胶膜效果更好。

(3) 具有稳定的物理与化学性质，它不溶于水。加热后不发生化学反应。对人体皮肤无毒性、无刺激性、无抗原性。

(4) 弹性为 41.8% ± 2%，接近于正常皮肤的 40%，可用于关节部位的创面而不影响关节活动。

(5) 具有良好的可透气性，约为皮肤本身的 50%，不会阻碍呼吸。其水蒸发转移率接近正常皮肤的一半，可以防止创面水分丢失。保持创面湿润，利于上皮细胞再生。

(6) 是非过敏性硅膜，可重复用肥皂和温水洗。

281. **硅凝胶膜治疗瘢痕有哪些副作用？**

医用硅凝胶制品无毒、无刺激性、无抗原性、无致癌及致畸性。临床应用观察表明：硅凝胶膜在使用过程中，除部分患者在开始使用时有瘙痒现象外，尚未发现其它不良反应及不适，使用安全可靠。有些人在治疗期会出现红疹或瘙痒，原因是使用过程中不够卫生，或贴得太紧，在这种情况下，把治疗时间减少至每天 12 小时以下。这种硅胶制品不可用在未完全愈合的伤口上，外科手术后的伤口必须等拆线愈合后，才可使用，一般是在手术后 2～3 周使用。

282. 中医药治疗瘢痕有效吗?

祖国医学认为：人体是一个矛盾的统一整体，各部生理之间保持密切联系，局部病变必须影响其他部分及整个机体，而整个机体的变化必然对局部发生影响，因此在治疗上应重视局部与全身密切联系的整体观点。中医药对本病的治疗已积累了相当的经验，疗效可靠，这些方法归纳起来主要有内治法和外治法两种。

283. 中医外治法治疗瘢痕增生如何进行?

祖国医学对瘢痕的治疗由来已久，积累了很多有效的方法，这里简单介绍几种常见的外治法。

（1）黑布药膏贴法

方剂组成为：老黑醋 2500ml，五倍子 840g，全头蜈蚣 10 条研面，冰片 3g，蜂蜜 180g。制法为：将黑醋放于沙锅内煎开 30 分钟，再加蜂蜜煎沸，然后用铁筛将五倍子粉慢慢地均匀筛入，边撒边朝同一方向搅拌，撒完后改用文火煎成膏状离火，最后兑入蜈蚣面和冰片粉搅拌均匀，储存在搪瓷罐或玻璃容器中备用（勿用金属器皿储存）。用法：先用茶水洗净患处，再将药膏涂在黑布上敷贴，每 2～3 天换药 1 次，直至瘢痕软化变平，症状消失，功能恢复。本方药源广，取材容易，使用方便，不受经济条件的限制。

（2）瘢痕止痒软化膏

该橡胶硬膏剂由五倍子、威灵仙、丹皮、泽兰、薄荷脑、冰片、樟脑、冬青油、二甲基亚砜等组成。制法：先将橡胶切条轧成薄片后，放入汽油内浸泡，使其充分溶胀，在打胶桶内与氧化锌、松香、羊毛脂、凡士林、汽油等打成匀浆，另将五倍子、威灵仙、丹皮、泽兰等药物以乙醇回流提取，减压浓缩成浸膏，其余药物也分次打入胶桶内，共同搅透成膏浆，压滤后，涂于漂布上，挥去溶剂，内衬薄膜，切成7cm×10cm大小的膏片即成。用法：将药膏贴于瘢痕表面，每两天换药一次，四肢部位可同时加压包扎治疗。

（3）瘢痕软化膏

其组成及制法是：氧化锌、明胶、甘油各500g，加水到1000～1500ml，制成氧化锌软膏备用。另取五倍子500g，蜈蚣6条，樟脑3～4g及冰片适量研成细粉，与氧化锌软膏混匀即得。用法：外敷患处并用绷带加压包扎，每周换药1次，5次为一疗程。

（4）丁艾油

方药组成及制法为：艾叶30g，丁香50g，红花20g，冰片6g，先将艾叶、丁香加水1000ml蒸馏提取挥发油300ml；红花用70%乙醇100ml浸泡渗滤；在乙醇溶液中加入冰片溶化，三液按1∶1∶1混合而成丁艾油，密封备用。该法用于防治烧伤瘢痕增生及创面瘙痒，效果良好。（5）仙人掌切片捣碎成糊状敷于瘢痕，外用绷带加压包扎，3～5天换药一次。也可取得一定效果。

（5）芙蓉叶糊剂

于端午日采摘芙蓉叶，多少不限，阴干后研成细末，用时用茶水调成糊状涂患处，每日数次。

284. 如何应用中医内治法治疗瘢痕增生？

濮阳市中医院整形美容科根据传统方剂和辨证施治原则，制定了三个协定处方。在临床应用过程中有一定效果。

(1) 瘢痕消Ⅰ号

处方及用法：天花粉30克，黄芪15克，丹参15克，益母草30克，党参10克，地龙15克，制穿山甲6克，醋元胡10克。水煎服。每日1剂，分两次服，连服3~4个月。

功能：软坚散结、活血化淤、消肿止痛。

主治：用于烧伤、创伤初愈后的瘢痕增生，尤其是体虚患者。

(2) 瘢痕消Ⅱ号

处方及用法：蝉蜕10克，当归10克，赤芍10克，炒桃仁10克，红花10克，羌活10克，秦九10克，制乳香5克，制没药5克，甘草10克。水煎服，每日1剂，日服两次，连服3~4个月。

功能：活血化淤，清热解毒，消肿止痛，软坚散结。

主治：用于各种原因引起的瘢痕增生，尤其是创面痛痒严重者。

(3) 瘢痕消Ⅲ号

处方及用法：白芷10克，制穿山甲6克，寸冬10克，醋元胡10克，炒桃仁10克，红花10克，炒槟榔10克，荆芥15克，赤芍10克。水煎服，每日1剂，日服2次。

功能：活血化淤，消肿止痛，软坚散结。

主治：用于各种原因引起的瘢痕增生，创面红肿，痛痒及瘢痕疙瘩。

285. 什么样的瘢痕适合手术治疗?

增生性瘢痕一般在6个月～2年后，渐趋成熟，变软而平坦，充血消退。因此这种瘢痕最好在6个月或1年之后，待瘢痕软化、稳定之后再行手术，效果较好。但在影响功能的部位则不应等待，而应及时切除瘢痕，松解周围组织并进行皮片或皮瓣修复。眼睑瘢痕挛缩可导致眼睑外翻；结合膜外露，使角膜失去保护，如长期不纠正，多继发慢性结膜炎、睑板和结合膜肥厚；角膜溃疡、白斑，严重者可导致失明。又如手烧伤或外伤，创面愈合后形成增生性瘢痕，常不能维持正常功能位，尤其是手背瘢痕，挛缩后可牵拉掌指关节背屈，甚至引起关节脱位，应尽早手术处理。

286. 瘢痕手术治疗的基本手术方法有哪些?

根据不同部位，不同大小和不同情况可选择采用不同的手术方法。归纳起来主要有以下几种手术方法：

（1）瘢痕切除直接缝合术

适合于线性瘢痕挛缩使组织错位或面积较小的凹陷性瘢痕、萎缩性瘢痕和桥状瘢痕。

（2）瘢痕切除“Z”字成形术

适合于蹼状或直线状瘢痕而且瘢痕两侧有健康的富有弹性的正常皮肤者。

（3）皮片移植术

根据皮片的厚度不同由薄到厚可分为刃厚皮片、中厚皮片、全厚皮片和含真皮下血管网皮片四种。皮片越薄抗感染能力越强，越易成活，但越易挛缩，越不耐摩擦。反之亦反。刃厚皮片主要用于修复覆盖肉芽创面，非功能及外观部位的大面积皮肤缺损以及修补口腔、鼻腔、眼窝、阴道的黏膜缺损。中厚皮片主要适用于面颈、手足背、四肢关节瘢痕挛缩的整复。全厚皮片主要适合于面、颈、手掌、足底下眼睑部瘢痕切除后创面的修复。保留毛囊的全厚头皮片移植可作眉毛再造。含真皮下血管网皮片移植主要用于手掌、足底、关节屈面、截肢残端等功能部位的创面修复，如果血管网皮片移植成活，其耐摩擦、持重及抗挛缩的效果较好。含真皮下血管网皮片还可以作为凹陷创面或凹陷瘢痕的填充材料用。

（4）皮肤软组织扩张术该

手术是通过把硅橡胶制作的皮肤软组织扩张器经手术埋置于皮下或肌肉下层，定期注入生理盐水扩张，使其表面皮肤逐渐伸展，以提供“额外”皮肤和皮下组织。该方法可用于修复颜面部、头发部位及功能部位的瘢痕创面的修复，优点是皮片易成活，耐摩擦，皮肤颜色与周围皮片一致。缺点是需两次手术，而且周期较长。

（5）有蒂皮肤移植

又可分为有蒂皮瓣和皮管两大类别。主要用于动脉或神经主干、肌腱、软骨、骨、关节囊或关节面裸露或损伤的创面修复。

287. 为什么要采用综合疗法治疗瘢痕疙瘩？

瘢痕疙瘩的防治一直是美容整形外科的一大难题。由于目前对其发病机制中的某些重要环节仍不清楚，所以，目前治疗方法虽多但疗效均不十分理想，主要是难于控制其手术后较高的复发率。国内外的研究表明：任何单一疗法都无法有效控制其复发率，只有采取综合治疗，才可望在瘢痕疙瘩的治疗上取得突破和显著疗效。

288. 临床上对瘢痕疙瘩常用哪些综合治疗方法？

（1）手术、药物和压力疗法三者联合

瘢痕疙瘩手术后复发率高，一般主张用非手术治疗。非手术治疗多以药物治疗辅以压力疗法同时进行。但当严重影响外观或功能而必须手术时，也应以手术、药物和压力疗法三者联合应用，方能得到效果。这种联合治疗的关键是：

①切除后、缝合前在创缘内注入少量去炎松溶液。

②缝合在无张力下顺皮纹方向进行，并采用连续皮内缝合法。

③拆线后，伤口内不遗留任何缝线，切口拆线多较普通拆线提前 1～2 天。

④瘢痕疙瘩面积大者，切除后应以植皮修复创面，不可采用张力下强行缝合。

⑤术后一周开始行持续压力疗法和药物治疗。

（2）以注射为主的综合疗法

用高压瘢痕注射器向瘢痕实质内注射确炎舒松 A 混悬液等药物。对于儿童及不适于或注射激素类药物后月经失调的女性患者改用抗组胺制剂注射。每周注射一次，根据瘢痕的大小 3～7 次为一疗程。注射间期瘢痕外涂去疤霜，再用透明敷料将其密封于瘢痕表面，以使药物充分发挥作用和避免玷污衣物。注射完后可用此法继续涂药 1～

2月，以巩固疗效。

（3）激光烧除加药物注射治疗瘢痕疙瘩

国内刘文阁用此法治疗的23例患者身体不同部位的49块瘢痕疙瘩中，达到临床治愈标准的有32块，占65.3%；显效15块，占30.6%；无效2块，占4.1%。总有效率为95.92%。

（4）手术切除+术后浅层X线放射治疗或放射性核素贴敷。

（5）手术切除配合切口下埋置药物缓释胶膜治疗瘢痕疙瘩。

289. 瘢痕整形手术及综合治疗的效果如何？

从目前的临床治疗结果表明，综合注射法治疗瘢痕疙瘩的总有效率高于综合手术法。因此对于瘢痕疙瘩应尽量避免手术切除，即使切除也应及时配合注射等方法综合治疗，最大限度降低复发率。而综合注射法虽能使瘢痕软化变平，痒痛完全消失，但却无法使皮损面积缩小，因此无法达到美容效果。而综合手术法却能从很大程度上缩小皮损面积，但复发率较高，因此应权衡利弊，根据具体情况选择合适的治疗方法方可有望取得较好疗效。

第十六章　外生殖器整形术

290. 什么是缩阴术?

缩阴术是阴道紧缩术的简称。它主要是通过切除部分阴道黏膜或/和收紧肌肉的方法，使阴道的张力增加，从而改善性生活的质量。

291. 什么样的人适合做缩阴术?

在女性，阴道与肛门由肛门括约肌、肛提肌和球海绵体呈“8”字形环绕，这些肌肉可维持肛门及阴道的收缩作用。凡是因分娩或外伤，造成这些肌肉撕裂或变薄者，都会有不同程度的阴道收缩力下降，性快感减弱，严重者可导致二便失禁，影响夫妻感情，甚至造成离婚，家庭破裂的情况也不鲜见。但由于大多数人对此病的发病基础不了解，觉得因此而去看医生难以启齿，只好长期忍受着身心上的巨大痛苦。因此，凡是由于分娩和外伤等原因造成的阴道松弛，影响到性生活质量的妇女，只要没有其它不能手术的禁忌证，都可以施行缩阴术。

292. 哪些人不应该盲目地做缩阴术?

综上所述，一方面，许多需要做缩阴术的女性因不了解缩阴术的特征而失去治疗机会。另一方面，社会上一些不正规的所谓“医学专家”，为了一时的经济利益，把缩阴术过分神化，给一些本不该做此项手术的人施行了手术，结果造成许多不应有的严重后果。其实缩阴术并不是性的催化剂，也不能提高性欲，没有手术指征的正常女性不宜施行这种手术。若有心理方面的因素影响到了性生活的质量，可以找心理或性医学方面的专家通过心理咨询解决。

293. 哪些人不能做缩阴手术?

（1）全身状况不良，如患有严重的心脏病、高血压、肾炎、肝功能损害、甲亢、糖尿病、肺功能不全、出血性疾病、严重贫血和精神病等。

（2）患有各种阴道炎和外阴炎、盆腔炎及重度宫颈糜烂等，需待炎症治愈后方可手术。

（3）月经期、妊娠期、哺乳期及绝经两年以上者不宜施行该手术。

（4）有生育要求并需要经阴道分娩者不宜手术。

294. 在缩阴手术前应做哪些方面的准备?

（1）手术时间应避开月经期及妊娠期。最好选在月经干净后一周左右进行。

（2）手术前应由医生做全面体检，排除手术禁忌证。

（3）术前 3 天，每日进行阴道冲洗 2 次。

（4）手术前日进流质饮食，手术当晚和术晨做清洁灌肠。或于手术当晚 7 点口服 5% 甘露醇 1000ml，一般口服后 1 小时开始出现腹泻，2～3 小时后水样便停止，即起到了清洁肠道的作用，术前可以不灌肠。如果服甘露醇后效果不佳则仍需灌肠。

(5) 手术前日 13 点、14 点和 23 点分别口服新霉素 1g 加甲硝唑 0.5g 或链霉素粉剂 1g 加甲硝唑 0.5g，对肠道菌群有强大的抗菌作用，以防术中万一损伤肠道而导致严重感染后果。

295. 缩阴手术一般采用什么麻醉？会痛吗？

缩阴术一般采用局部麻醉或骶管内麻醉，手术过程中一般无痛，术后麻醉过后可能会有不同程度的疼痛，这时可以应用一些止痛药物，或请麻醉师在手术结束时于椎管内注射长期止痛剂或应用镇痛泵。一般都可平稳渡过术后疼痛期，并非难以忍受。

296. 缩阴手术后应如何处理？

(1) 预防感染

手术后应该预防性应用广谱抗菌素 3～5 天。一周内每天用新洁尔灭棉球擦洗外阴，每日 1～2 次。

(2) 防止出血

术后应留置导尿管，并用无菌凡士林纱布填塞阴道，一般在术后 24～48 小时拔出，其间要严密观察血压、脉搏、体温变化，注意观察尿色、尿量及阴道出血情况。

(3) 饮食及二便调理

为防止术后早期解大便而污染伤口，术后 3 天应进低渣半流质饮食，3 天后可改普通饮食。术后 3 天不能自解大便者，可口服缓解剂，如液体石蜡 30ml/次，或果导片 2 片/次，每日 1～2 次，或用蕃泻叶冲水服，以保持每日 1～2 次软便为宜，每次便后要用新洁尔灭擦洗外阴。

(4) 拆线

术后5天拆除会阴皮肤缝线。

(5) 性生活

缩阴术后3个月内应禁止性生活。

297. 实现阴道紧缩的其它办法效果如何?

除了手术完成阴道紧缩外，还可应用注射的方法实现阴道紧缩，注射的成份有聚丙烯酰胺水凝胶、医用美容胶原及植物蛋白提取物等。注射部位是将这些药物注射到阴道黏膜与肌层之间。

但注射方法有如下严重的缺陷：①不能解决肌肉松弛的问题。②注射物本身可产生严重的机体排异反应。③降低阴道的弹性，反而使性快感减弱。因此多数专家不主张采用注射法进行阴道紧缩术。

298. 为什么要做处女膜修补术?

由于我国的历史传统和社会原因，女性婚前处女膜破裂常使其身心受到极大伤害，因此，只要无手术禁忌证，患者要求做处女膜修复手术时，医务人员应和对待身体其它组织破损一样予以修复，以减轻其心灵上的创伤。

299. 处女膜修补术是如何做的?

根据处女膜破裂的程度不同以及医生的习惯不同，处女膜修补的手术方式也很多，但归纳起来，大致分为三种类型：①剪开处女膜缘，新鲜创面直接缝合法。②纵形劈开处女膜叠瓦式缝合法。③局部黏膜瓣再造法（图16－1)。

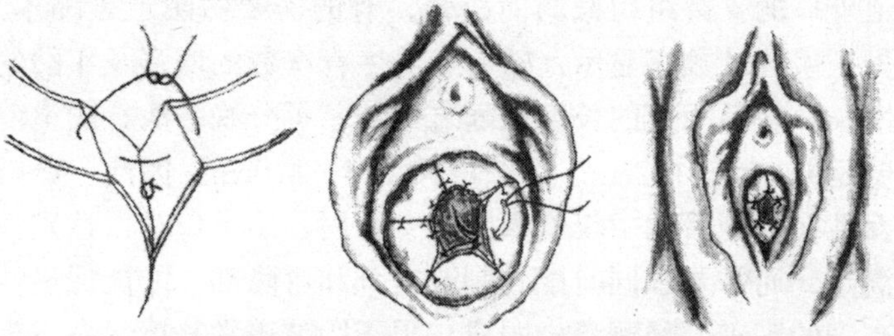

图 16－1　直接缝合法处女膜修补术

300. 做处女膜修补术应注意什么?

(1) 首先请医生检查，排除禁忌证，并设计手术方式。

(2) 手术前做阴道冲洗 3 天。

(3) 手术前后应用有效抗菌素预防感染。

(4) 手术后局部加压包扎或冷敷 2～3 小时以防出血。

(5) 术后每日用双氧水冲洗会阴 1～2 次，连续 3 天。

(6) 术后 7 天拆线，2 周内避免过度活动，上厕所应使用坐便器，避免蹲便而造成局部张力过大。

301. 什么样的人应该做阴茎延长术?

过去医学专家一直认为女性的性敏感区是阴蒂、阴唇和阴道口，只要上述性器官能受到刺激就会得到性满足，而与阴茎的粗细、长短无关。但随着近年来性医学研究的深入和临床医学专家的实际工作经验发现：生育后的妇女既使分娩时阴道的黏膜及皮肤无明显撕裂伤，深部的肌肉、筋膜及神经纤维也会有不同程度的断裂，使阴道及阴道外口的支持组织减弱而松弛，有的需要做阴道紧缩术。另一组统计数字显示：婚后随着生育次数的增多及年龄的增长，女性阴道的长度也随之延伸，每分娩一次，阴道前壁延伸0.5～1.2cm，后壁增长1.0～2.0cm。因此，已婚女性在性交活动中仅刺激阴蒂、阴唇及阴道口难以达到性满足，而常要求同时配合刺激宫颈和穹隆部，才能促进性高潮的到来。经测量中国成年男子阴茎正常长度常态下为7.1±1.5cm，勃起时为13.0±1.3cm。若阴茎发育不良，勃起时阴茎长度不足10cm，且不能满足女方性要求者可以作阴茎延长术。先天性小阴茎，其长度和周径在5～8cm之间，睾丸体积大于6ml时，在作阴茎加粗术的同时作阴茎延长术，更有利于阴茎形态接近正常。对阴茎静脉瘘性阳痿，在做阴茎背深、浅静脉结扎的同时作阴茎延长术，能取得更好的疗效。

302. 阴茎延长术的效果如何？风险如何？

阴茎延长术是通过切断阴茎悬韧带并分离至耻骨弓处，从而使固定于耻骨联合和耻骨下支前方的阴茎段得以游离来增加阴茎的长度，一般能比手术前延长3～5cm。手术并不复杂也没有大的危险性（图16－2）。

303. 做阴茎延长术应注意什么？

（1）手术前应找整形美容医生咨询并查体，排除全身手术禁忌证，并确定手术适应证。

（2）术前要测量阴茎长度，并记录，以便术后对比。

（3）手术前1天剃去阴毛，用肥皂水彻底清洗。

（4）手术前后预防性应用抗菌素，若局部有感染，需

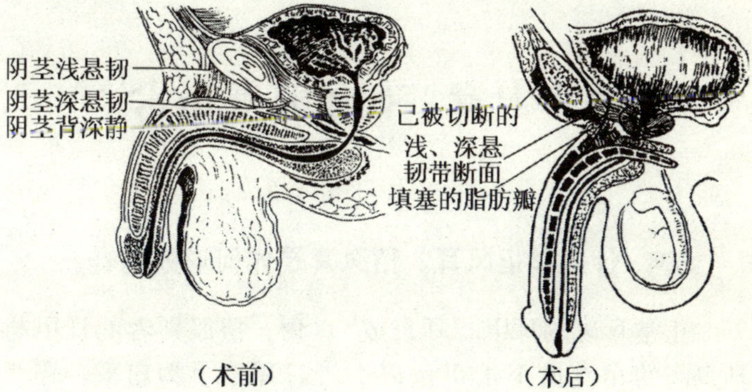

图 16－2　阴茎延长手术前后对比

彻底治愈后方可手术。

（5）术后 1 周内应对阴茎勃起进行控制，以防止充血而造成创面出血。可在医生指导下口服镇静药物或雌性激素。

（6）及时更换敷料、保持外阴清洁。

（7）术后 6 周内禁止性生活。

第十七章　招风耳整形术

304．什么是招风耳？招风耳是如何形成的？

正常耳廓的耳甲与耳舟成 90°角，招风耳者的耳甲与耳舟间的角度增至 150°角以上，对耳轮上脚扁平。较严重者，其耳甲与耳舟间的角度完全消失（成 180°角），对耳轮及其上下脚亦完全消失，整个耳廓亦与头颅侧面成 90°角。极其严重的，其耳轮缘亦不卷曲，整个耳廓无卷曲回旋部分，形成茶碟样结构。这种畸形被称为招风耳。

招风耳，为常见的先天性耳廓畸形，一般认为是由于胚胎期对耳轮形成不全或耳甲软骨过度发育形成的。这两部分畸形可能单独存在，也可能同时发生，招风耳双侧性较多见，但两侧畸形程度常有差异，通常在其父母兄妹中亦能发现同样畸形。

305．招风耳整形术何时做最好？

招风耳对容貌的影响是显而易见的，为了不影响儿童的正常心理发展，一般可在 5～6 岁时即行手术，此时耳廓仅与成人耳廓相差数毫米，手术对其发育影响不大。双侧耳廓整形宜在一次手术中完成。

306．在什么情况下不能做招风耳整形术？

招风耳整形手术创伤不大，一般要求增进耳廓外形的受术者皆可手术。患有急、慢性中耳炎者则宜先行中耳治疗。瘢痕增生者不宜手术。

307. 招风耳整形术前应做哪些准备?

(1) 在医生的指导下常规做血液、尿液及肝肾功能的常规检查和凝血功能检查。

(2) 术前行头面部正侧位、斜位及后位相。

(3) 术前一般无须剃除术区周围毛发。男子术前常规理发,女子则术前清洗头发。

(4) 手术一般在局麻下进行,对于不合作的儿童则宜在全身麻醉下或基础麻醉加局麻下进行。因此,应做相应的麻醉前准备。

308. 招风耳整形术后应如何处理?

手术后耳廓用松散的酒精纱布或生理盐水纱布轻压,并用绷带包扎,注意松紧适度。

外用弹力网固定。若有血肿、压迫点或敷料移动,应及时打开检查,早期可用模型加压调整。防止由于敷料过于硬实或移动,引起耳廓血运不佳,压迫点皮肤坏死或塑型改变。一般常规应用抗生素 3~5 天,术后 7 天左右打开敷料拆线。

第十八章 唇裂修复术

309. 唇裂的形成与哪些因素有关?

唇裂形成的重要阶段在胚胎6～11周，但形成的确切原因目前尚未完全明了，已知可能与以下多种因素有关:

(1) 遗传因素

群体遗传学的研究表明，唇腭裂在一般群体中的发病率为0.82%～1.7%，而其一级亲属中的患病率为2.56%～4%，其遗传度为71.9%～79.2%。单侧唇腭裂者的相对危险度约为2.5%，而双侧唇腭裂者的复发危险度约为6%。这些重要的研究结果不仅表明遗传因素在唇腭裂的发生上起着重要的作用，而且意味着唇腭裂属于遗传度较高的多基因遗传病，而不是单基因遗传病。

(2) 母体因素

妊娠早期（6～11周)，如果母体受到外伤、中毒，例如煤气中毒或疾病感染，则有可能使患儿产生唇裂或腭裂。

(3) 内分泌因素

动物实验结果表明，鼠妊娠期间，人工注射肾上腺皮质激素，则幼鼠出现腭裂，因而有人认为，人体若在怀孕早期因生理性、精神性或损伤性等原因，使体内肾上腺皮质激素分泌增加也可能发生畸形。

(4) 药物因素

某些化学药物，特别是某些安眠药，有可能导致胎儿发生唇腭裂畸形。

（5）营养因素

妇女怀孕期间因呕吐或偏食可影响营养的摄入，造成维生素的缺乏。动物实验表明，缺乏叶酸和核黄素可产生唇腭裂。

310. 唇裂修复术的最佳手术时间是什么时候？

一般认为，唇裂手术在小儿出生后3～6个月进行较好。因为此时小儿全身情况已趋于稳定，能较安全地在全麻下进行手术，而且这时小儿口唇的发育状况也比较有利于手术。另外，此时患者家长焦急不安的心情多已平静下来，有了积极为孩子治病的准备。但是，双侧唇裂手术在小儿6个月龄之后施行更稳妥些。总之，都应争取在1岁之内完成唇裂修复手术。

311. 唇裂修复术是如何麻醉的？

以基础麻醉结合眶下神经阻滞麻醉法最为安全可靠。对小儿多采用气管插管的全身麻醉方法。无论小儿或成人均取仰卧位。

312. 唇裂修复术前应做好哪些准备工作？

（1）术前2～3天入院，密切观察体温及有无上呼吸道感染等，然后决定手术时间。

（2）患儿血红蛋白偏低者，需做血型鉴定，必要时配血50～100ml备用。

（3）对乳幼儿，术前6小时可喂少许乳汁或糖水。已吃正常饮食的病儿，术前4～6小时禁食。

（4）全麻者，术前30分钟按医嘱注射阿托品，小儿及老年人常用东莨菪碱以减少唾液分泌。

313. 理想的唇裂修复术应达到什么标准？

（1）鼻位于面部正中，鼻小柱垂直，两侧鼻翼要对称，两侧鼻孔及鼻孔底部的大小、形态要一致，并使其在同一水平线上。

（2）上唇的高度要适中，上唇要有足够的宽度，人中居于正中，上唇两侧对称，上唇游离缘应落在下唇的前方，下唇下方微向前翘起。

（3）上唇皮肤与唇红黏膜相接的唇红缘，应呈弓形曲线。

（4）唇红厚薄要适中，并形成与弓形曲线相似的上下起伏的唇红游离缘。唇红缘正中的稍下方应有一定的突起，称唇红结节。

（5）刀口应在隐蔽处。

（6）确定切口线时，应考虑到防止术后愈合线发生瘢痕挛缩而引起变形。

314. 唇裂修复术应遵循哪些基本原则？

（1）严禁切除过多组织，以免缝合后皮肤太紧，上唇组织宽度不足；否则不仅不能形成正常的微微凹入的弧线，还会使上唇整体向后退缩而位居于下唇后方的反常形态。手术原则是只需切开复位，进行局部调整后直接缝合。另外，健侧唇弓要保留，以便用以形成较为自然的唇弓形象。

(2) 避免唇、红唇部直线缝合，防止瘢痕挛缩。注意形成唇珠和上唇微向前翘的外形效果。

(3) 修复后的上唇长度，宁可使之稍短，不可使之太长。

(4) 注意矫正鼻畸形。鼻尖位置应端正，鼻翼、鼻孔形状和大小应基本一致。

(5) 临床研究认为，应充分认识单侧唇裂病例的个体差异性，保持两侧唇峰口角距的对称，采用最基本的"Z"成形术法。

(6) 逐渐施行序列治疗。

315. 什么是唇腭裂的序列治疗?

唇腭裂患者不同年龄时期都存在有独特的问题，唇腭裂的先天不足不仅仅是指口腔结构和功能方面的缺陷，而且包括患者及其家庭的心理压力和精神障碍等社会问题。

从生物医学模式向生物－心理－社会医学模式的转变是当前我国医学发展和建设方面的一项紧迫而又现实的任务。在唇裂的治疗方面，仍然停留在过去的生物医学模式阶段，只为患者缝合裂隙，显然是不全面的，不符合新的医学模式的要求。所以，目前按新的医学模式的治疗方法，包括从孕期及新生儿期、出生到1岁、1～2岁、2～6岁、6～12岁、12～18岁、18岁以后的各个阶段均要施行包括外科手术等不同的治疗。英国 Cooper 提出唇腭裂序列治疗的概念，认为唇腭裂患儿的临床治疗应由一组专家来完成，大家共同协作，对患儿不同时期的状况作出评估诊断，并给以持续渐进的治疗。这一过程被称为唇腭裂的序列治疗。

316. 序列治疗的原则是什么?

唇腭裂的治疗不仅仅是一个采用外科手段封闭所存在的组织裂隙问题。由外科医师占绝对主导地位的治疗模式已渐被抛弃，现已形成以颌面外科、语音病理科、口腔正畸科、耳鼻喉科、口腔修复科、儿科、精神心理科等多学科人员组成的医疗团队协同发挥作用的综合治疗模式。唇腭裂治疗已经从一个外科问题演变成目前的“多学科处置”或“团队处置”问题。

因此，序列治疗的原则是由妇产科、儿科、成形外科、口腔颌面外科、口腔正畸科、修复科、遗传学、社会学、心理学、语音病理学、耳鼻喉科等多个专家共同参与，为患者制定并实施整体性治疗方案，并进行长期纵向随访，评定治疗效果。

317. 序列治疗的大致程序是什么?

（1）早期进行唇腭裂治疗的宣传。

（2）对新生儿的正畸治疗　对出生后6周内的不完全唇裂患儿，可进行鼻孔畸形矫治，配带矫治用鼻管，此期软骨易塑形，可为获得满意的唇裂修复效果创造条件。尽早配带腭托矫正器至腭裂手术修复前。

（3）视畸形程度及患儿身体发育情况，单侧唇裂3～6个月、双侧唇裂6～12个月行手术矫正。双侧唇裂前颌骨明显突出者宜先行佩戴头帽矫正装置，对突出的前颌部以弹性绷带加压，做好术前准备。

（4）视患儿全身情况及裂隙宽度，于1～2岁时行腭裂修复术。

(5) 语音治疗　自两岁半开始每半年1次，直到语言正常为止。

(6) 乳牙期及替牙期正畸治疗　乳牙松动前即4～5岁时可行正畸矫治反𬌗，恒牙萌出后行牙列矫治及反𬌗矫治。随年龄及畸形情况应用活动矫治器或固定矫治器。

(7) 牙槽嵴裂植骨术　一般于9～12岁时进行，植骨后尖牙或侧切牙可由植骨区萌出，并可同时关闭口鼻前庭瘘及恢复患侧鼻底塌陷畸形。植骨前后常需行正畸治疗。

(8) 外科正畸治疗　常在患者16岁以后进行。采用正颌外科手段矫治唇腭裂术后遗留的牙颌发育畸形，正颌手术前后也需进行正畸矫治及固定。

(9) 矫形修复治疗

①反𬌗、错𬌗畸形患者可制作双重牙列以改进面容。无手术条件的腭裂患者可应用矫形修复方法制作赝复体及语音阻塞器。

②小儿语音训练。

(10) 唇腭裂的二期修复

①一般可在学龄前进行唇腭裂术后唇畸形及腭瘘的修复。

②鼻畸形矫治多在牙槽嵴裂植骨或外科正畸术后进行。

③腭咽闭合不全的矫治可在腭裂术后1年或学龄前进行，早期有利于语音的恢复。无条件行再次手术治疗的，可应用带有语音球的矫治器。

(11) 耳科治疗　会诊并注意耳疾与腭裂手术的关系。

(12) 心理治疗　应持续在整个治疗过程中，必要时请心理专家会诊。

第十九章 颏部充填术

318. 什么是小颏畸形?

小颏畸形又称下颌后缩畸形，通常是由下颌支和下颌体发育不全造成的，也可只有下颌支发育不全引起者。病因中有些是先天性的，如下颌面骨发育不全症或 Pierre-Robin 综合征，有些是因外伤或感染破坏了下颌髁突生长中心的缘故。颏部是面部重要组成部分之一，其形态、轮廓与上颌及鼻等器官的相对位置，对面部的匀称、和谐、美观起重要作用。

319. 什么是颏部充填术?

颏部充填术又称丰下颏术、隆颏术、非生物材料置入隆颏术，适于轻度小颏畸形。适用于下颏相对过短、轻度下颌后缩畸形、咬合关系基本正常而主要畸形为小颏或颏部后缩者。手术简单、创伤小、费用低，缺点是可能发生假体移位和进行性颏骨骨质吸收等并发症。

对于重度病例，则需要做游离髂骨自体移植或采用截骨术治疗。

320. 做颏部充填术前应做哪些准备工作?

颏部充填术一般采用口腔内手术切口，因此，手术前除了一般常规准备外，术前应特别注意口腔卫生，彻底治疗龋齿、口腔溃疡等口腔疾病。术前3天除每天刷两次牙外，可用漱口液或盐水漱口3次。手术前后2周均应忌吸烟。

321. 颏部充填的材料是什么?

硅胶、膨体（聚四氟乙烯）、麦德泡（聚乙烯）和人工骨均可作为隆下颏的填充材料。硅胶假体易塑形、软硬度适中、价格不高，在临床上应用最多，效果确切可靠，但偶尔有假体移位，排异反应或下颌骨吸收等并发症。膨体和麦德泡材料有许多微孔存在，置入人体后适于血管和软组织长入，置入后稳固性较好，缺点是价格昂贵。

322. 颏部充填术是如何进行的?

颏部充填术有口内入路法和经皮肤切口入路法两种方法。前者切口隐蔽，术后不留瘢痕。手术均在局麻下进行。术前应根据个体情况设计雕刻好大小、形状合适的假体。

口内入路法：手术切口在口腔内下唇黏膜处，离牙龈至少0.5cm的颏龈沟部切开。如植入硅橡胶，可采用口内入路法，即在切开黏膜后，分离黏膜下肌肉组织并达下颌骨膜上，在骨膜上分离出一腔袋，腔袋不宜过大或过小。过大植入体容易松动，偏离所要求的位置；过小则勉强塞入后张力过大，缝合部不易愈合，植入体易外露而导致手术失败。如植入骨块，则在切开黏膜、肌肉达骨膜后，应切开骨膜，在骨膜下广泛分离，使充分暴露骨质，然后用圆钻在颏部骨皮质上钻多个孔至骨髓，以便于植入骨块与下颌骨间的愈合，必要时用克氏针固定，之后按层缝合切口。术后局部加压包扎，必须切实可靠，以防松动走样。为预防感染，术后宜使用抗生素，并用复方硼酸水漱口。由于加压包扎造成张口不便，因此术后头 3 天需用吸管吸食流汁或进半流质。外部包扎可在 5 天后去除，6 天后可以拆除缝线（图 19－1）。

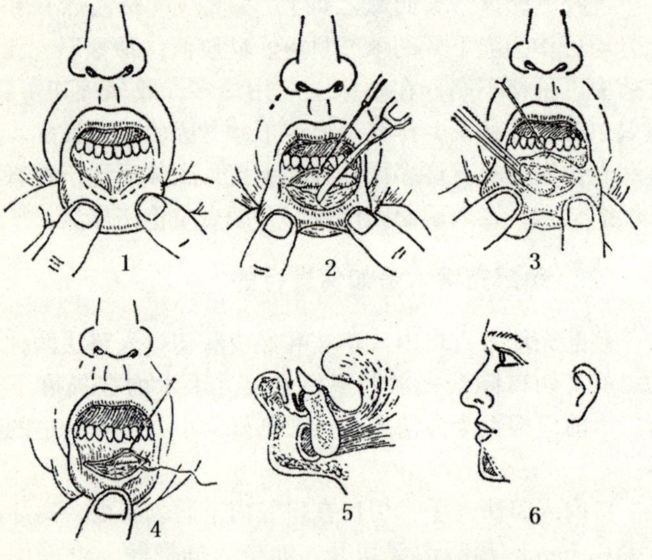

1. 设计下唇内切开线 2. 切开黏膜紧贴骨膜剥离
3. 放入合适的硅胶体 4. 分层缝合
5. 硅胶体放置部位 6. 放置硅胶体后

图 19－1　经口内硅胶体充填法

经皮肤切口入路法：在下颌下缘处做切口，其术前设计与口腔内经黏膜切开法相同。在距下颌下缘中央 1.5cm 下方处，画一长 2～3cm 的切开预定线。局麻后，切开皮肤、颈前肌、颈阔肌、骨膜，在骨膜下进行剥离（剥离勿超过设计范围），然后植入如假体硅胶。由于骨膜处不能缝合，所以应在肌层、皮下、皮肤进行闭锁缝合，术后可使用弹性绷带固定1周。

323. 做好颏部充填术应注意哪些问题？

颏部充填术注意事项：①清洗伤口部，使用抗生素。②充分止血及有效的压迫固定。③术前应根据植入物的大小，事先画好剥离范围，并准确剥离，必要时可用龙胆紫在皮肤正中点及植入物中央点骨膜上刻画一标记。④实行埋没缝合，进行有效的压迫固定，以防止植入物向上方移位。⑤植入物不能过大，剥离范围应充分，尤其是口袋下方要进行充分剥离。⑥术前应在颏孔部位做一表面标记，当剥离其周围时，应避免损伤此神经。

第二十章　下颌角肥大整形术

324. 什么是下颌角肥大?

东方人通常以椭圆形脸或瓜子形脸为美，下颌角肥大时常伴有咬肌肥大，使脸庞的下颌部呈方形，较宽大，多呈梯形面型。侧面看呈男性的下颌角表现，缺乏柔和、流畅的轮廓。这种面型使众多女性求美者难以接受，因而要求行下颌角肥大整形手术。韩国的 Baek 等将东方人种下颌角肥大分为 3 类：

①大的下颌角向下向后突出。

②外侧翻卷。

③包含前两种类型。

而韩国的 Kim 等将下颌角肥大分为 4 类：

①轻度肥大：没有明显方形脸的感觉。

②中度肥大：以下颌角向外侧翻卷为主，类似 Baek 分类中的第 2 类。

③典型的下颌角肥大合并咬肌肥大。

④严重下颌角肥大伴小颌畸形。

325. 下颌角肥大应与哪些疾病相鉴别?

下颌角肥大必须与腮腺肿瘤、囊肿、感染或咬肌恶性肿瘤相鉴别，术前要做必要的检查。

326. 下颌角肥大有哪些手术治疗方法?

下颌角肥大主要的治疗方法是下颌角截骨术及部分咬肌切除。手术的方法有口内切口法、口外切口法、口内外联合切口法及耳后切口法。

327. 口外法下颌角截骨术是怎样进行的? 有何优缺点?

手术多在局部浸润麻醉下进行，首先在距下颌角下方2cm处做约4cm长的弧形切口。逐层切开皮肤、皮下组织和颈阔肌，钝性分离达下颌缘。勿损伤耳大神经、面神经颈支和面总静脉以及面神经下颌缘支。在下颌角缘偏内侧切开骨膜，以骨膜剥离子贴骨面剥离以显露下颌角，酌情切除咬肌内层的部分肌肉。用骨钻和骨凿截除肥大的下颌角。通常从下颌角至下颌管的距离为2cm。截骨的高度应控制在1.5cm以内，以避免损伤下牙槽神经。截骨骨缘用咬骨钳和骨挫修磨平整或需再次施行截骨，以避免出现阶梯状形态。创面经彻底止血、冲洗后，将翼内肌与翼外肌缝合，置入引流。再逐层缝合颈阔肌和皮肤后，加压包扎。术后24小时取出引流。5～7天拆线。口外法下颌角截骨术适合于咬肌肥大伴下颌角肥大者。优点是手术简便、显露较好、操作方便、安全。缺点是留有手术切口疤痕。

328. 口内法下颌角截骨术是怎样进行的?

有何优缺点? 手术多采用气管内插管全身麻醉，沿下颌骨的外斜线走向切开口内黏膜长7～8cm，并切开骨膜，从骨膜下剥离达下颌角（在操作过程中必须慎勿损伤局部的主要血管、神经组织）；用J型骨膜剥离子将下颌角内侧附着的翼内肌做适度的剥离。至可以清楚窥见下颌骨以下颌角为中心的骨部后，即可施行截骨。截骨的要求与口外法同，如行左右双侧截骨时，注意两侧的对称。将截骨面挫平，用骨蜡止血后冲洗伤口，确认止血完善后置入负压引流管，缝合黏膜切口。

口内法的优点是术后无疤痕，但由于手术野狭小，操作困难，需要特殊器械，对手术者的技术要求也很高，还可能发生如下并发症：面神经损伤、面动静脉损伤、腮腺导管损伤、腮腺区肿胀、感染、术后张口困难等。

329. 如何进行耳后切口下颌角截骨术？

耳后切口法是一种改良的口外切口法下颌角截骨术方法，其优点是既暴露方便又使切口相对隐蔽，可被多数求美者接受。

手术方法：

①切口设计：自耳垂皱襞处沿耳后基部上行至中上1/3处向后延伸至发际，沿发际向下达下颌角平面。在皮肤表面用美蓝标出下颌角、下颌缘及经颏孔的体表投影位置。在皮肤表面标出截骨线投影。

②下颌角的显露：首先沿耳后切口线在耳后筋膜浅层平面翻起耳后皮瓣，到达胸锁乳突肌前缘后，在腮腺咬肌筋膜浅层向前分离至下颌角表面。用左手食指触及下颌角中心部位，用蚊式钳顺下颌缘平行方向钝性分离咬肌筋膜达骨膜表面，切开骨膜后用骨膜剥离器沿下颌骨下缘在骨膜下分离起咬肌附着点，并用下颌缘剥离器或剥离子，将

下颌骨侧缘软组织略剥离 1.5～2.0cm 宽，用深部直角拉钩拉起咬肌游离端，用浅直角拉钩将下颌角后缘软组织拉开，用胸压板沿下颌角后缘内侧面插入已剥离好的腔隙内保护深部软组织，至此，下颌前后缘均已充分显露，依术前曲面断层 X 光片设计的截骨量，用美蓝在下颌骨角上方标出截骨线。

③用来复锯、裂钻或沿截骨线截除肥大的下颌角，截骨时注意保护周围的软组织勿受损伤，尤其当用钻切割时，不可使软组织进入手术野，否则高速旋转的钻头将造成软组织的撕裂伤。用小骨刀沿截骨线轻轻凿断部分骨连接处取出截下的骨块，用手指触摸截骨面是否平整，用爪形钻磨削平整截骨断端的锐利面，并将截面修至较圆滑为止。

④如伴有咬肌肥大者，可在咬肌后缘中部用 4 号丝线纵行缝合 2～3 针作为牵引线，而后在牵引下将咬肌中层分离出用电刀切除。切除咬肌时注意保护咬肌的附着部不被切除，以保证所保留的咬肌能重新与下颌缘牢固结合。

其它处理同口外法。

330. A 型肉毒素注射可以治疗下颌角肥大吗？

A 型肉毒素是革兰氏染色阳性厌氧芽孢肉毒杆菌在繁殖过程中产生的一种外毒素的神经毒素，它可以特异性地作用于周围胆碱能神经元的突触前膜，阻断神经－肌接头的兴奋传播，从而降低肌肉张力，缓解痉挛。其作用是可逆性的，一般持续 3～6 个月，临床应用非常安全。最早是用来治疗肌肉张力障碍而引起的斜视、眼睑痉挛等。后来被广泛应用在面部除皱术中。

由于下颌角肥大绝大多数合并有咬肌肥大，所以，近年来有人用A型肉毒素在咬肌内注射，使咬肌张力降低，反复注射可使咬肌产生废用性萎缩，从而达到减少下颌角的作用。注射的前提是必须有咬肌肥大。注射的方法是：取下颌角中心部位为一点，再在其四周1～1.5cm处定4个点，每点分别注射A型肉毒素3～5单位。注射深度：在定点处注射针头与皮肤表面垂直进针，达骨膜后，稍向外退针，即可推药。

注射须在严格无菌操作下进行，两侧咬肌同时注射。3～6个月后可以重复，注射3～4次后可以取得较持久的效果。此法效果确切、安全性好，但没有截骨术的效果明显。

第二十一章 毛发移植术

331. 什么是毛发移植?

毛发移植的目的是减少秃发区面积或隐蔽秃发区，形成自然的发际。毛发移植不能改变病人毛发的自然状态，也不能阻止秃发的进程。如果病人毛发本身较稀疏，移植后也不会浓密。同时，手术不能增加毛发的总量，因为该术只是将头发从一个部位移位到另一个部位。

332. 毛发移植的手术效果如何?

毛发移植所切取头皮中含有的毛囊与毛发数因人而异，但至少 1 千多根，多则达 3 千多根。当然，手术当中会有部分毛囊损坏，平均有 95% 以上的成活率。一旦所移植的毛发成活，毛发移植可有长期的美容效果，有的病人甚至可能终生受益。病人需要很多次的手术才能达到较好的美容效果，每次手术间还要有较长时间间隔。

333. 哪些人适合毛发移植?

（1）年龄较大，秃发进展已不明显。

（2）头发和头皮颜色反差不显著。供区与移植区毛发的属性应尽量相似。比如眉毛向眉毛、睫毛的移植就比较自然。

（3）供区头发充足，供区头发密度 25 根/4mm^2 最好

（至少要 16～20 根/4mm²），头发直径粗大或较粗大；秃发区完全无头发或头发稀疏；前额部秃发。

334. 哪些情况不适合做毛发移植？

（1）对手术有异议者或犹豫者，必须遵循美容外科手术的原则行事。

（2）除常规的体格检查外，对患有肝肾功能障碍、糖尿病、高血压、凝血机制障碍等所有一切不适于外科手术者都应慎之。

（3）供区头发密度＜16 根/4mm²；秃发早期，反差明显如黑头发、白头皮；＜25 岁，头发纤细呈束状者。

（4）有瘢痕体质患者，最好先做小范围试植。待观察数月后无明显瘢痕形成，再施行大面积的移植手术。

（5）女性雄激素性秃发因表现形式特殊，供区毛发也并不致密，手术移植效果明显较其他类毛发移植为差，亦需慎重。

（6）头皮的感染及皮肤病必须得到彻底的治疗。如座疮、毛囊炎、牛皮癣。

335. 毛发移植需要采用什么样的麻醉方法？

一般用局麻，麻醉范围是手术局部。复杂的头皮瓣转移手术需用全麻。

336. 毛发移植术手术前应做哪些准备？

对较大范围的毛发移植手术，病人在手术前 3 天，即开始用 0.1‰新洁尔灭消毒液浸洗头部，每日清洗 3 次。小范围的毛发移植手术无须特殊术前准备。

337. 毛发移植有哪些手术方式?

毛发移植的方式有许多种，这些方式可以单独使用，也可以联合使用。针对每个病人，手术医生会根据病人的具体情况设计具体的手术方式。

(1) 簇状毛发移植

簇状毛发移植是用环钻在毛发供区切取含有一簇毛发的圆形头皮，移植到相应秃发区同样大小的洞穴状预制创面内，整个过程就像把一簇簇的秧苗插到稻田里。每块切取的头皮内约含有 10～15 根头发。

(2) 微小毛发移植和显微毛发移植

微小毛发移植和显微毛发移植更进一步减少了每块移植头皮所携带毛发的数量。微小毛发移植术中，每个头皮移植块约含头发 3～8 根；显微毛发移植术中的头皮块毛发含量只有 1～2 根。移植头皮块中毛发数量的减少增加了手术操作的精细度和手术难度，但手术后的毛发形态更接近自然状态，手术效果好于簇状毛发移植。

(3) 条状皮片移植

条状皮片移植是在供发区切取条状全层头皮，移植到相应的秃发区。

(4) 头皮瓣转移移植

皮瓣转移是掀起一块和供区头皮相连的头皮。通过旋转交叉等位置改变转移到秃发区。皮瓣有自己的血供，成活好，修复后局部毛发密度正常，效果较好。由于皮瓣和供区相连，转移距离受到一定的影响。另外，秃发较重的病人皮瓣供区受到一定的限制。

(5) 秃发头皮切除术

头皮切除术是切除秃发区头皮的一部分，然后将两侧头皮向中间拉拢缝合，以缩小秃发区的范围。这是快速缩小秃发区的有效方法，几次切除后，秃发区会明显缩小。

(6) 皮肤软组织扩张术

皮肤软组织扩张术是一种新兴的整形美容外科技术，对修复秃发特别是外伤、感染遗留的面积不大的秃发有较好的效果。一般是通过第一次手术将一扩张囊埋置在秃发区周围正常头皮下，然后定期注水使局部皮肤面积增加，最后用扩张增加的皮肤修复秃发区。扩张不能增加局部毛发的数量，只是局部毛发重新分布的一种方式。

338. 毛发移植术后应如何处理？

(1) 疼痛处理

术后的疼痛情况随手术范围大小和手术方式的不同而有所差别，剧烈疼痛时可口服颅痛定、扑热息痛等药物。

(2) 愈合过程

行毛发种植移植时，术后第 7～9 天医生将检查一次种植头发的成活情况。行头皮瓣转移，头皮切除术及头皮扩张的病人，术后每隔 2～3 天须再次检查伤口，更换敷料。

(3) 绷带包扎

行头皮瓣转移、头皮扩张的病人，绷带包扎至少 5 天。

(4) 创口护理

行毛发种植移植的病人，14 天后可以清洗头发，但洗头时切忌用力挠抓，也不能用高压水流冲洗术区，那样会造成移植头发的脱落。手术没有涉及的头皮区域可以进行梳理，洗头后用冷风将头发吹干。皮瓣移植、头皮切除及皮肤扩张器置入的病人可在拆线后洗头。

(5) 缝线

头发种植不需缝线固定，而头皮瓣转移、头发部分切除及扩张器置入术后，切口要用缝线缝合。缝线的拆除在术后7~10天，过早拆线将会使缝合切口瘢痕增宽。

(6) 瘢痕

无论供区还是受区，术后都会遗留瘢痕，供区和受区的瘢痕可被遗留的头发遮盖。皮瓣移植的患者会形成较长较宽的瘢痕，这种瘢痕如果在头顶部，头发向两侧倒伏时瘢痕可能显露。

头皮部分切除术会在头顶部遗留较宽的粉红色瘢痕，瘢痕也可能较明显，但头皮部分切除术多是秃发治疗的第一步，以后可以行头发种植移植将瘢痕遮盖。

受区瘢痕在新发长出后即可被遮盖，这大约需要3个月的时间。

339. 毛发移植术后可能会出现哪些并发症？

毛发种植的手术并发症很少。最常见的是新生毛发不自然，呈簇状分布，但这种问题可通过改变发型解决，也可再行一次种植治疗。种植毛发周围的瘢痕可能较明显，这个问题也可通过改变新发生长方向的方式解决。出血对种植头发的成活有一定的损害，但出血对身体健康不会有多大危害。

头皮部分切除术可在头顶部遗留较宽瘢痕，尤其在切除皮肤较多、缝合张力较大时更是如此。头皮瓣转移术也会在供区留下较明显的瘢痕。

头皮扩张可能是所有这些手术中并发症类型最多的，且并发症都与扩张器有关，常见的有扩张器的渗漏、不张、露出等等，并发症的出现意味着手术失败。扩张失败后可以在3个月后重新手术。